女医がすすめる生涯現役の『快楽』

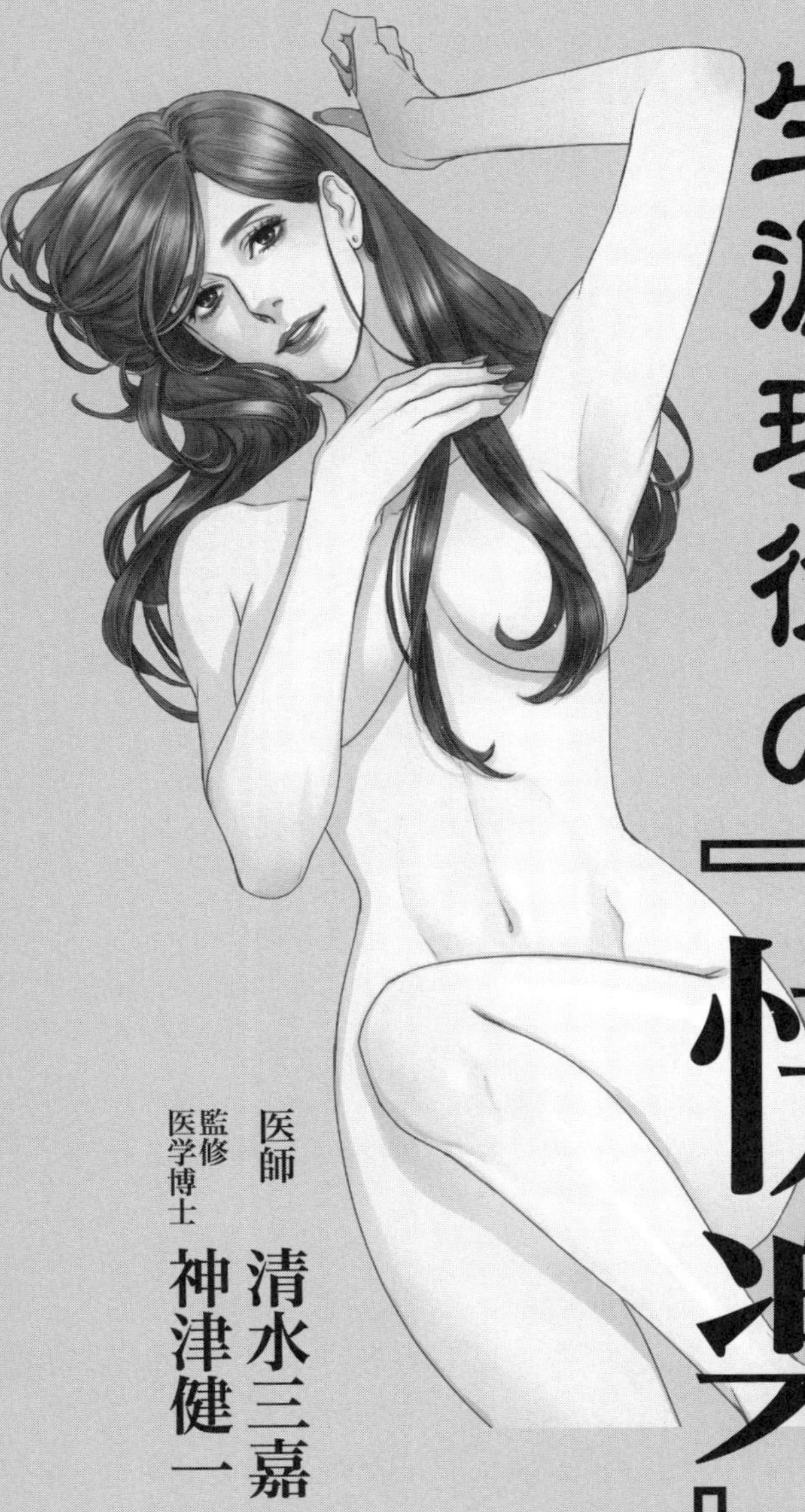

医師　清水三嘉・著

監修
医学博士　神津健一

目次

はじめに

生きている限り現役であってほしい

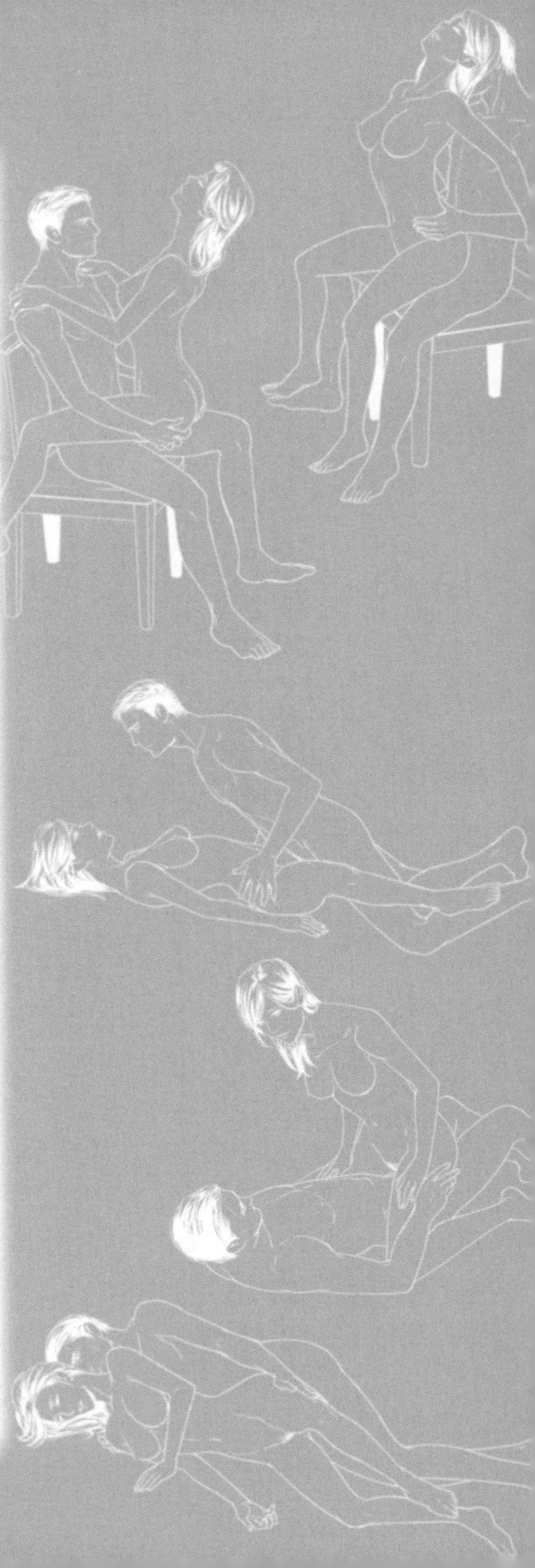

はじめに

生きている限り現役であってほしい

誰でも20歳を過ぎる頃から脳細胞の数が毎日10万個ほど減り始めます。体細胞にいたっては25歳位から再生される細胞より死滅する細胞のほうが徐々に増えはじめ、死滅する細胞のスピードは50代になりますと、さらに加速されます。もともと「健康も病気も脳でつくられる」と言われ、脳が健康であれば正しい情報を全身の各細胞に伝達します。生活習慣病のほとんどが脳の不健康状態から誘発されていると言っても過言ではありません。本来セックスというものも性器でするものではなく、脳でするものです。人間の性欲は生ある限り、あり続けるものであり、健康であればあるほど、その欲望も強く働くのが自然と考えられます。私たち日本人の平均寿命は今や80歳代にも及び世界でも典型的な高齢化社会を形成してきました。しかし残念ながら、この寿命も決して『健康寿命』とは言えず、『寝たきり老人』や『認知症』になっている方が日増しに増え続けております。

このことはご自身にとっては勿論苦痛ですが、家族や地域社会・財政に多大な負担をかけている傾向であると認識していかなければなりません。しかも、少子化社会に伴う人口比率は逆三角形の構造をなし、若い人たちの負担増が社会問題となっています。

4人に1人が高齢者になってしまったという日本、しかも、労働力が不足している日本、高齢者がもっと元気を取り戻して、地域社会にも積極的に参加し、これまでの人生経験やスキルを充分に活かして次世代に継承して頂きたいと思います。

歳をとっても脳と身体が健康でさえあれば、いくつになっても仕事もセックスも十分可能です。もう歳だからリタイアして余生をのんびり暮らそう～などと思ったら、『認知症』か『生活習慣病』の忍びよる足音が聞こえてくるかもしれません。

生きている限り、仕事もセックスも現役であってほしいものです。それが人生における本当の意味での生甲斐となり、健康も幸せも約束されるでしょう。本書がそのための手引書になれば幸いです。

著者　清水　三嘉

２０１４年3月吉日

イラスト図解

年配者でも楽な体位集

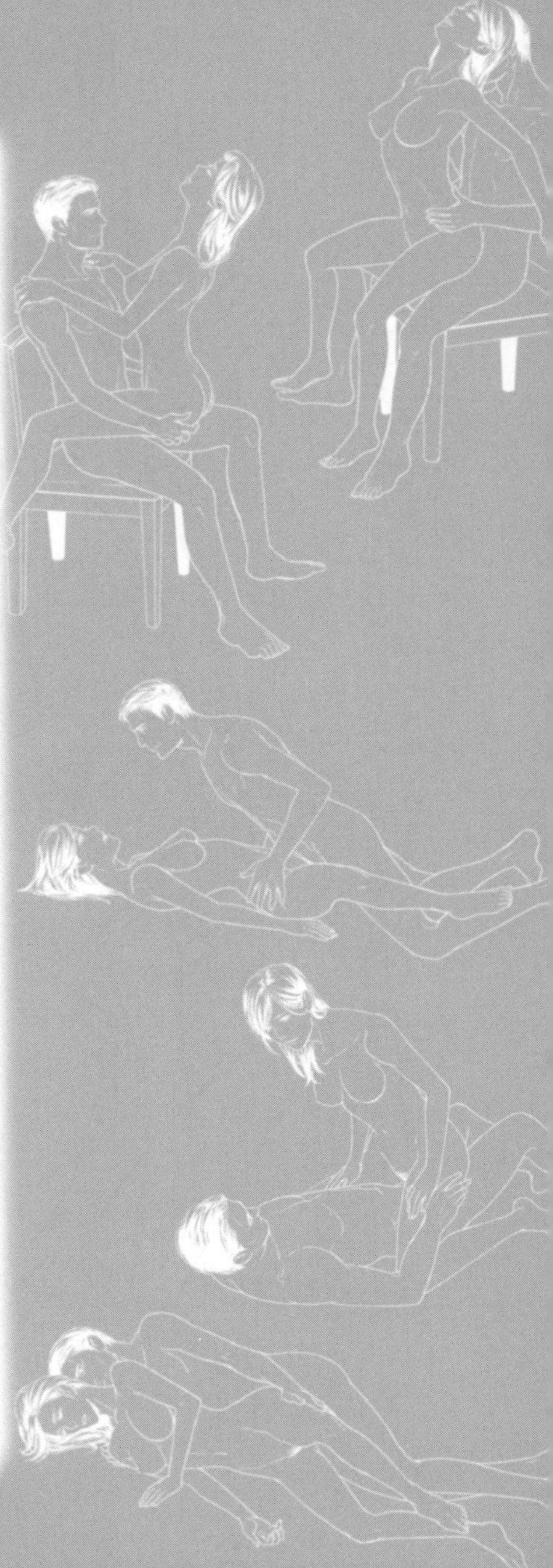

正常位

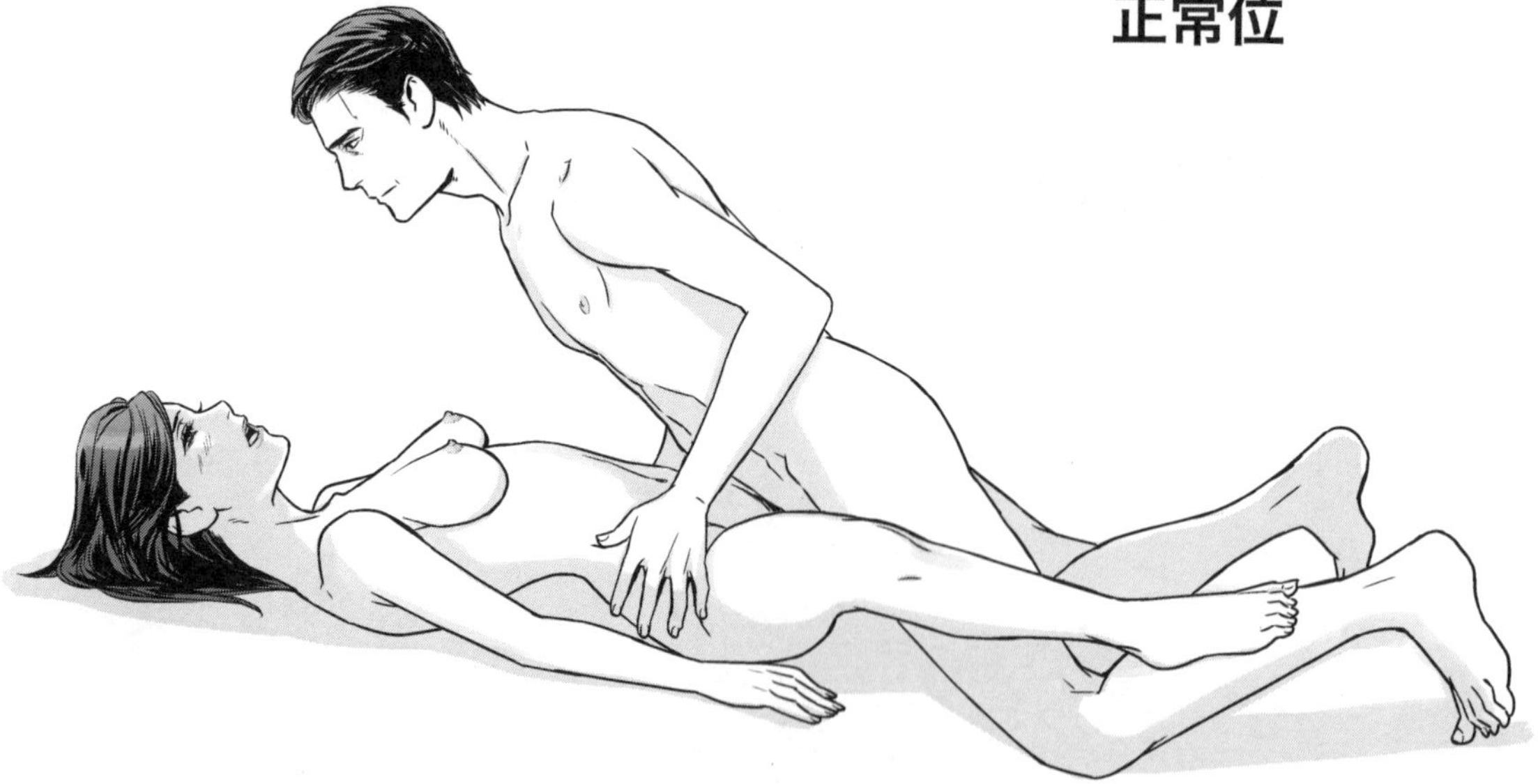

もっともノーマルな形の正常位で、他のものと比較するために入れました。男性が上になる場合、あまり上半身を起こさない方が楽です。

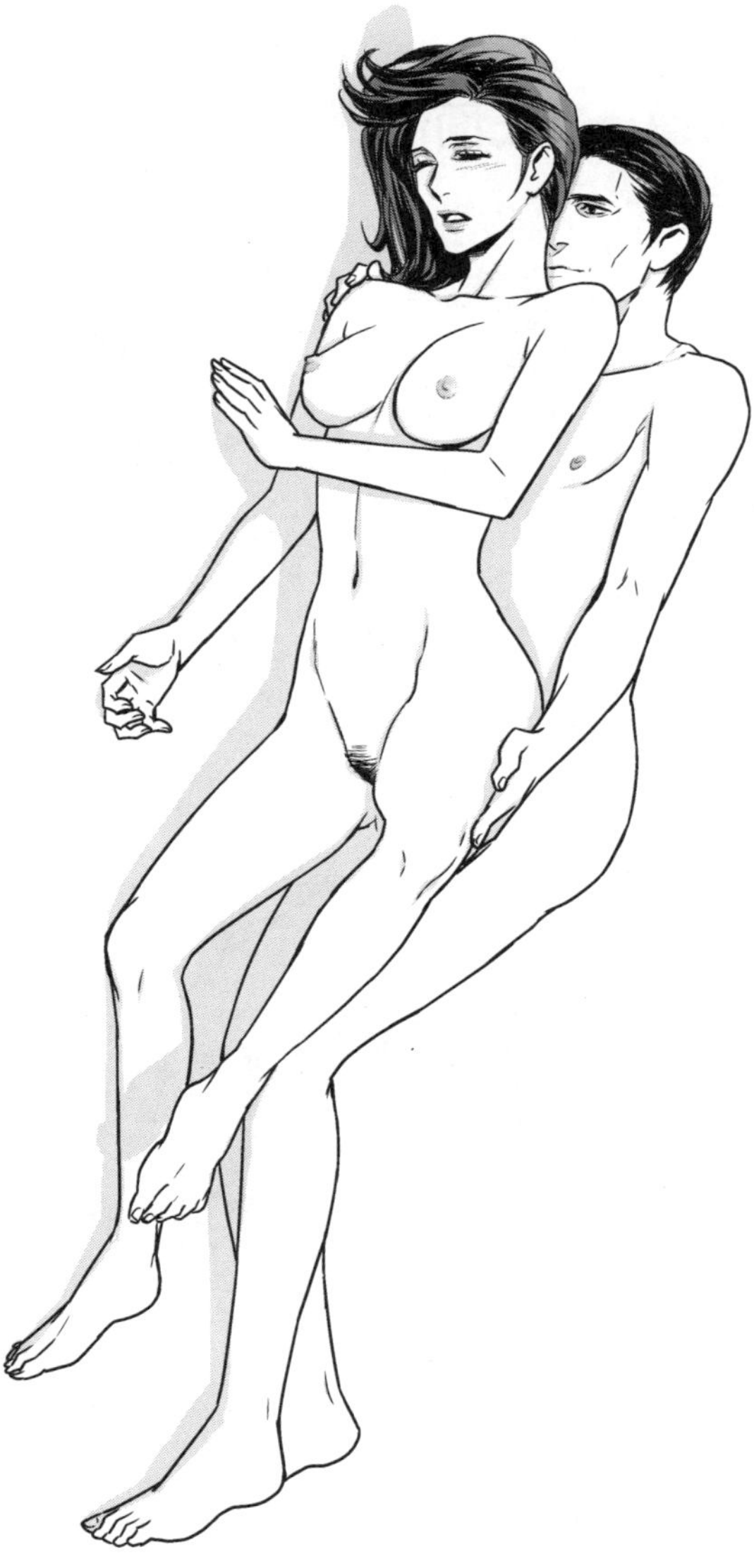

側臥位

寝ている女性の後ろから挿入する形になります。二人とも寝ているので、リラックスしている楽な形になります。

イスを使った正面位

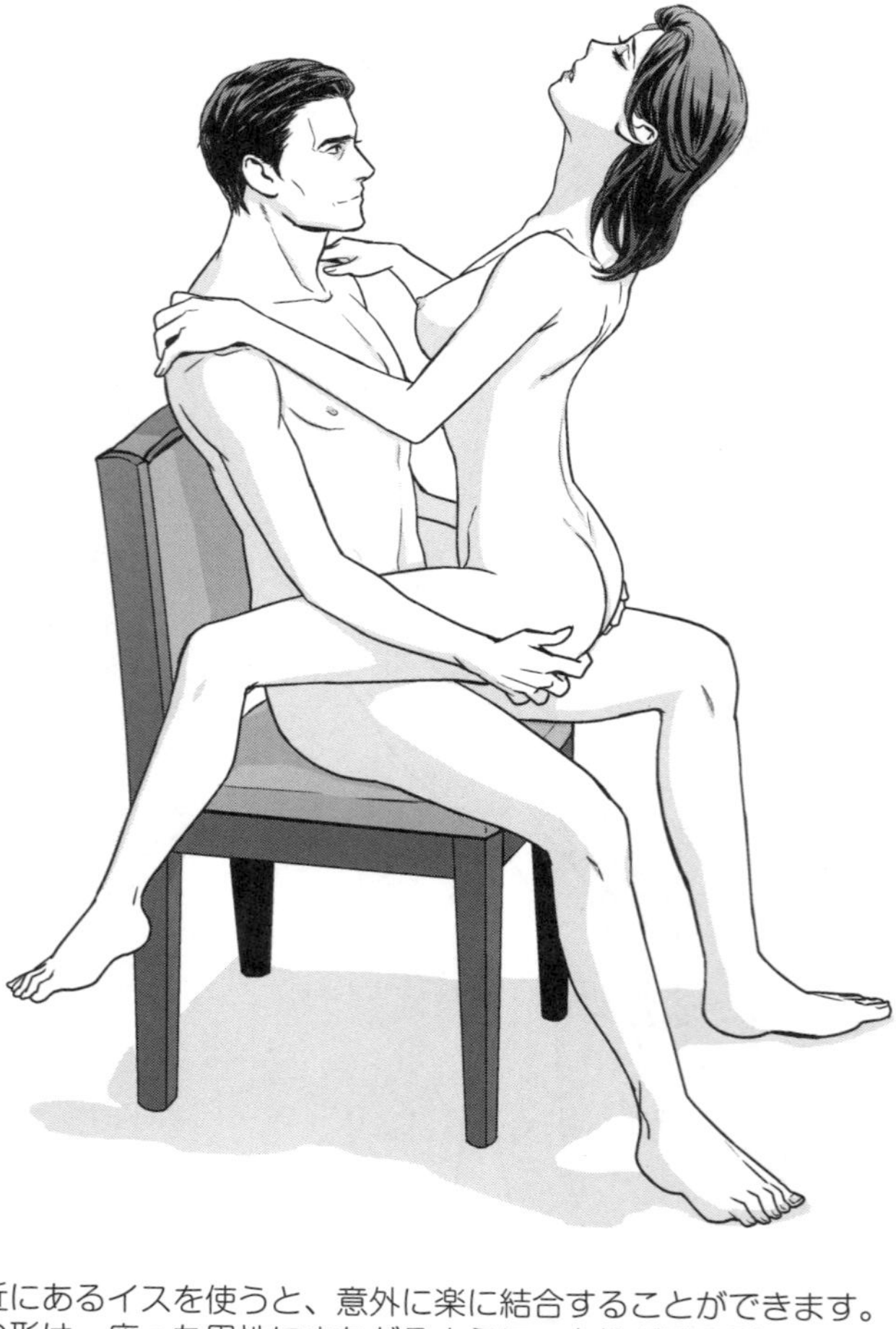

身近にあるイスを使うと、意外に楽に結合することができます。
この形は、座った男性にまたがるように、女性が乗る形です。

イスを使った
後背位

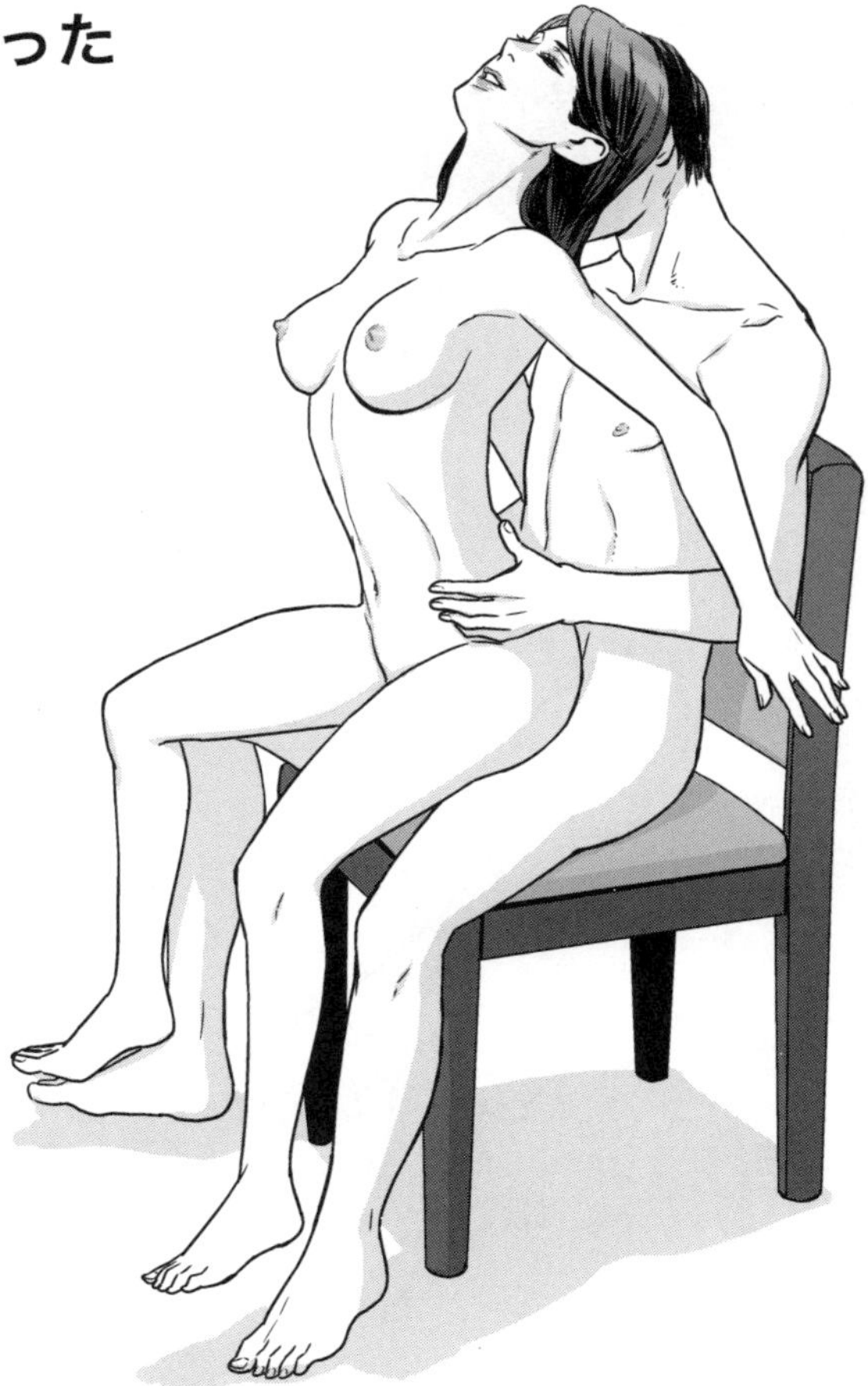

これは右ページと男性は同じ向きですが、女性の向きが逆です。
この形ならバックから楽に挿入することが可能になります。

男性が上を向く正面位

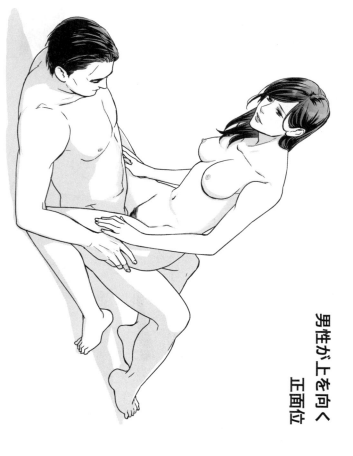

男性が年配で女性が元気な人の時に向いています。男性は寝たままなので楽チンですが、女性は挿入に気を使います。

男性が上を向く
背面位

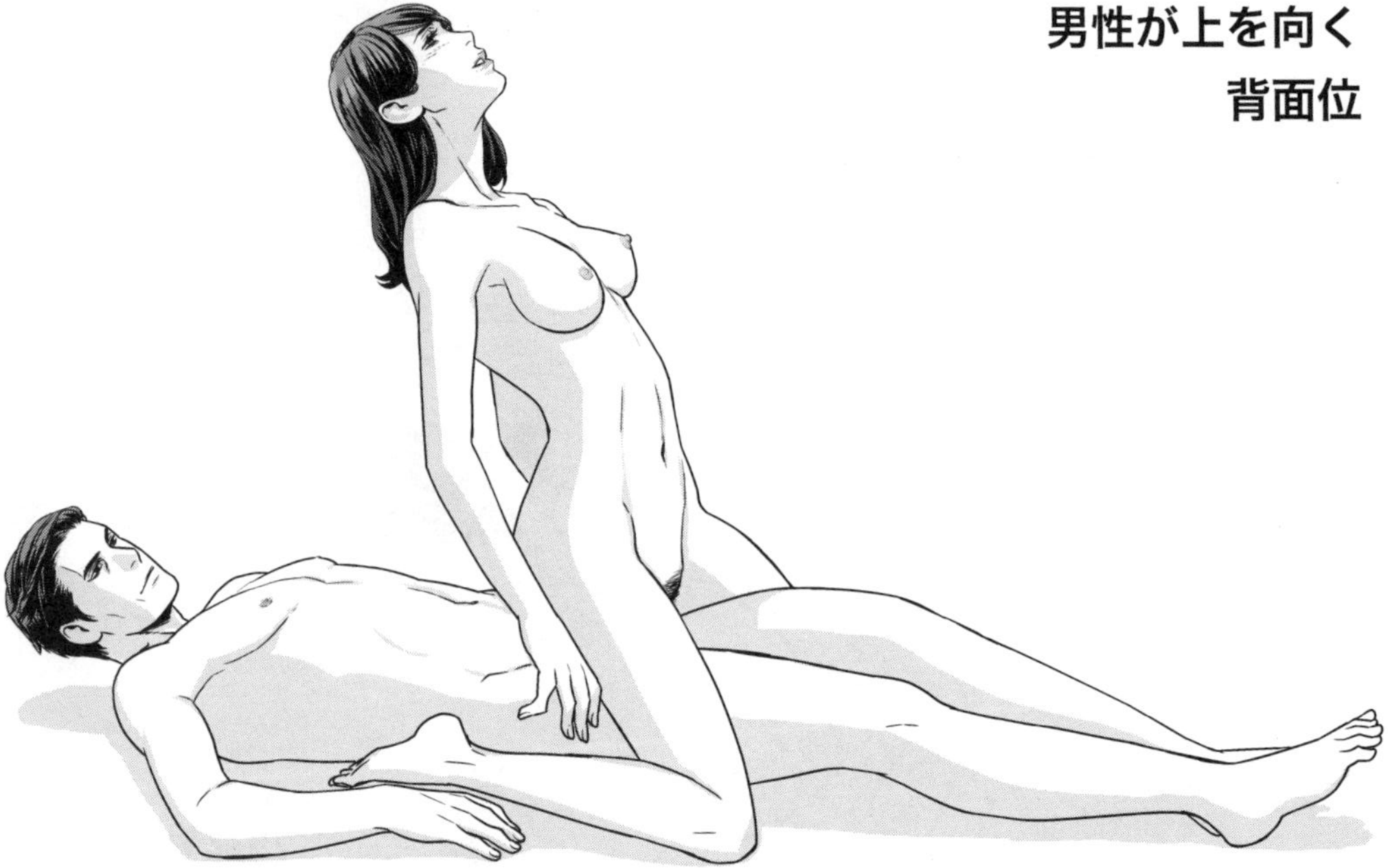

これは右ページのバリエーションになります。女性が逆を向きます。
そのため楽にバックが楽しめます。

ベッドに手をつき後背位

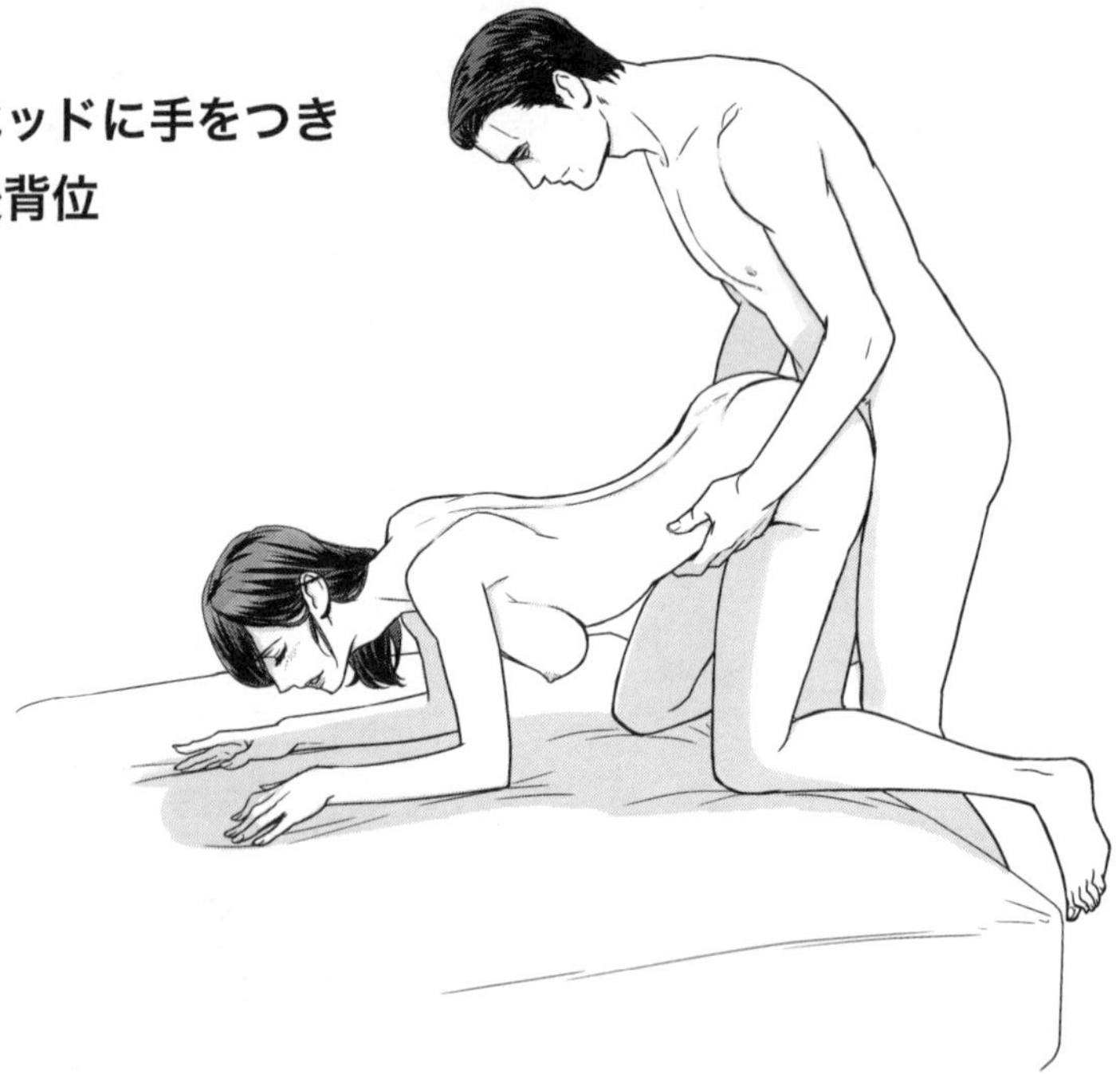

これは左ページと比較して見てください。男性の足は完全にベッドの外にあるので、姿勢に無理がありません。

長イスを利用した後背位

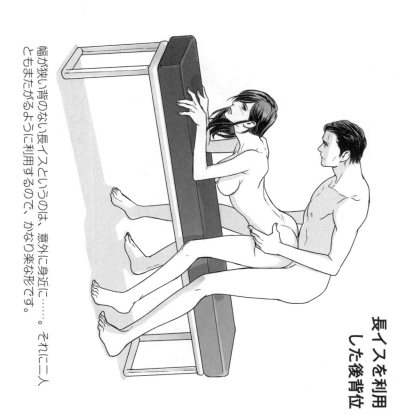

幅が狭い背のない長イスというのは、意外に身近に……。それに二人ともまたがるように利用するので、かなり楽な形です。

男性が下のシックスナイン

これも男性が年配で女性が元気な場合に適しています。男性はゆっくり仰向けに寝ているだけなのでラクです。

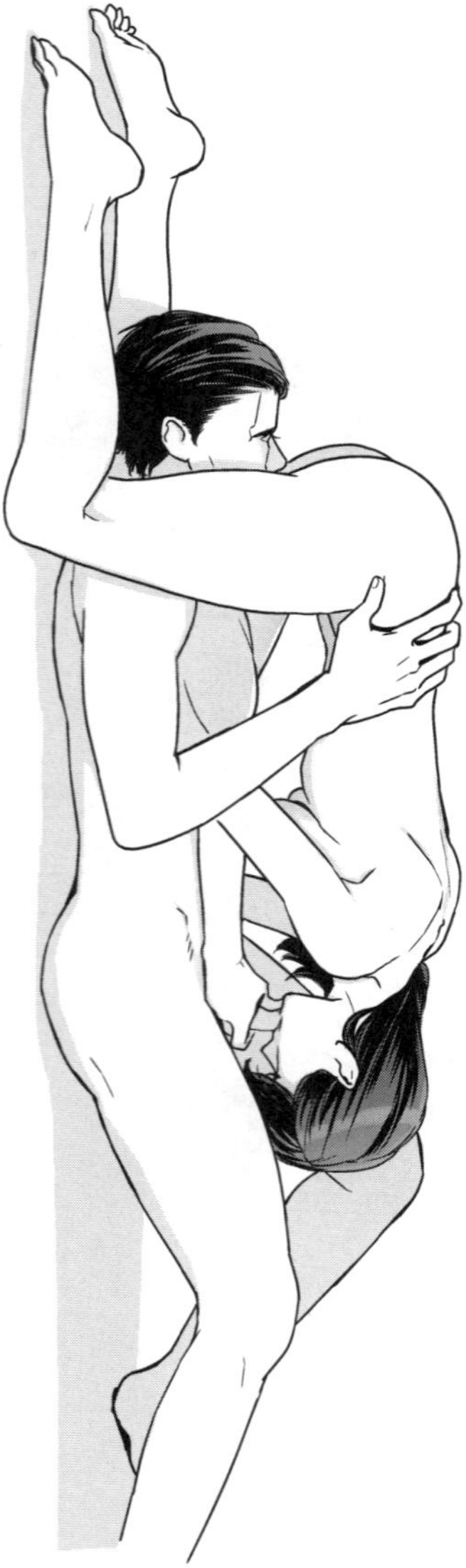

第1章

人生の生き甲斐は、快感の追及にある

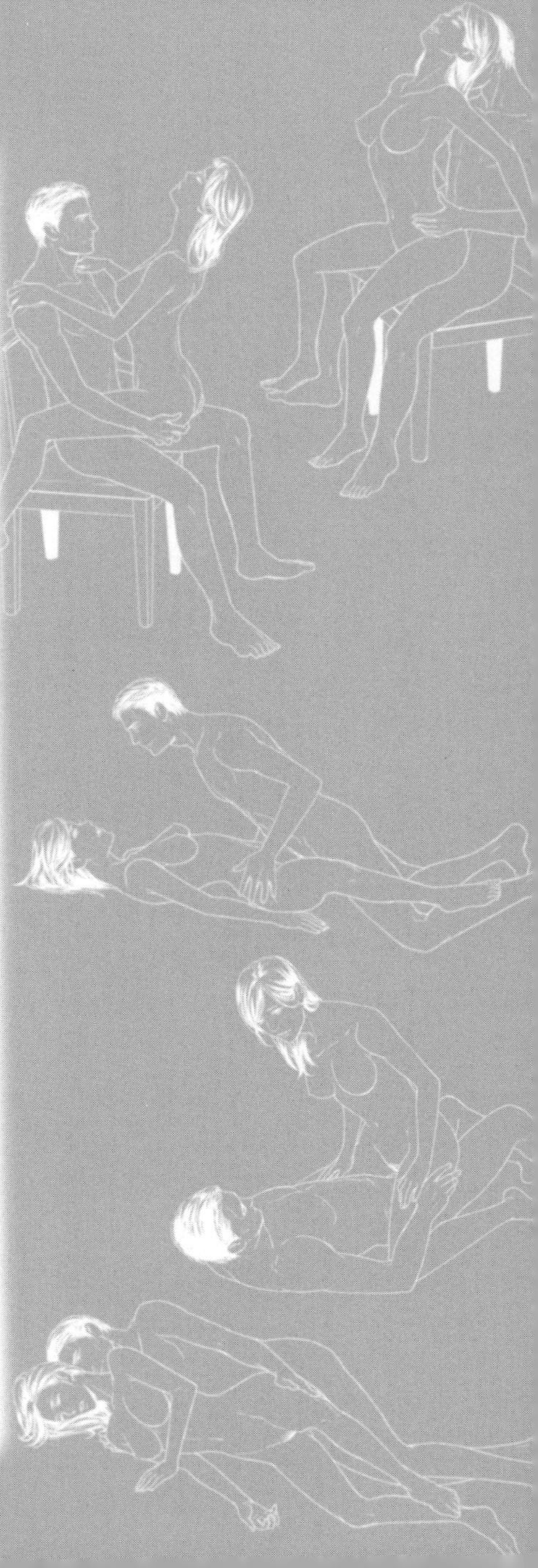

⚥ 1. 人生とは快感を追求するもの

人生とは、何事においても「快感」を追求していくものです。脊椎動物のほとんどの行動目的は、快感を追求するためにあると言っても間違いありません。

動物は、食欲、性欲を満たしながら快感を追求し、エサを食べ、交尾し、子供を産み、死んでいくのです。人間も同様です。他の動物と異なるのは、物欲、出世欲、支配欲などの欲求を追求するために、理性や知的思考や想像力を駆使することや、極めて複雑で繊細な感情を有している点です。そのために、我々人間は、高等な知性や感情を持ちながら、一方では実に愚かな行動をしてしまうことがあります。それこそが「人間らしさ」と呼べるゆえんかもしれません。

有名校に入りたい。大企業に就職したい。給料がたくさん欲しい。いい車に乗りたい。広い家に住みたい。世界中をのんびりと旅行したい。高価なアクセサリーや流行のブランドものを身につけたい。いい女(いい男)と結婚したい。老後をのんびりと暮らしたい。我々人間にとって、これらはすべて快感の追求です。

快感には、急激に「ワァッ」と押し寄せてくるものと、ゆるやかに「ジワー」とこみ上げてくるものとがあります。前者は、セックスの時の男性のオーガズムのようなものであり、後者は女性のそれに当てはまります。

みなさんは「小死」という言葉を聞いたことがあるでしょうか？これはセックスの際、女性が極度のエクスタシーに達したときに起こす現象で、一瞬呼吸が停まり失神状態になることをいいます。人によって違いますが、2、30秒から長いときは1分近くも呼吸が停まって何の反応も示しません。こんなときは慌てずに背中をポンと叩いてあげればすぐ息を吹き返します。もっとも、こんなことは何万人に1人だといいますが男性には決して起きることはなく、こうした女性はまさに至福の快感を味わったことになります。

＜解説＞「小死」とはフランス語で（la petite mort）と言って、哲学的にはセックスのことを「小さな死」と言います。一般的にはセックスの後に訪れる『深くて短い眠り』という説と、もう一つは『女性は受胎するためにオーガズムの時間をより長く持続させ、男性のそれは、いつ敵が襲って来るかもしれないので、自らの身を守るために短くしてある』という説に、『単なるオーガズム』という説があります。

急激に押し寄せる快感により、交感神経の影響を受け、人によっては毛が逆立ち顔面が蒼白になり、脈拍が早くなり、呼吸も苦しく、血圧が上がります。この快感が連続して交感神経の興奮による刺激が次々と襲ってきますと、人間は息苦しくなり最後は死んでしまいます。

一方、ゆるやかにこみ上げてくる快感は、副交感神経の働きを受け、ストレスを解消し、落ち着きや安らぎが訪れます。

セックスは強烈な快感を与えてくれますが、これを感じているのはペニスやヴァギナではなく、皮膚や性器に加えられた性的刺激をキャッチしている脳神経細胞です。

この快感を生み出す脳内物質がドーパミンです。これは一種の脳内麻薬のようなものであり、脳内の快感神経と呼ばれているA10神経から、何らかの刺激を受けると分泌されるものので、性的な恍惚や陶酔感をもたらしてくれます。しかもドーパミンは大量に分泌されればされるほど、これに比例して快感の度合いも大きくなります。『深い愛情と質の高いセックス』をすれば、パートナーも自分自身もドーパミンの分泌量が増してきます。

しかし、ドーパミンはもともとホルモンの一種であり、**ビタミン**や**ミネラル**の媒介によって生まれてくるものですから、バランスのとれた**ビタミン**の摂取や、**亜鉛**や**セレニウム**をはじめとした**ミネラル**を充分に摂っておく必要があります。

2. 性的関心は生涯学習の一つ

セックスは『若さ』と『美貌』、それに『健康維持』のための絶対必要条件です。セックスに対する関心が薄れてきたら、仕事に対する意欲も、食欲も減退します。

歳をとってからも性的欲求を覚えることは、決して異常ではなく、恥ずかしいことでもなく、むしろ健康であることを自負すべきです。性的関心を持ち続け、脳が刺激を受けるだけでも、脳の活性とホルモン代謝の促進に役立ち、ボケの予防にもなります。歳をとっても常に若い感覚を失わないために、若い人たちとの交流の場を持つ必要があるし、また積極的にそのような場に参加すべきです。若い人たちのファッションや考え方、人生観についても一緒に話し合ったりする機会を持つ必要があります。そうすれば若い人たちも、中高年の考え方にも理解を示してくれるでしょう。日本の人口の４人に１人が65歳以上にもなっているのですから、若い人たちと共存共栄するしか生きる道がないことを認識しなくてはなりません。

性的関心は一生涯の課題であり、死を迎えるまで、勉強し続けるような人生哲学でもあります。セックスの悦びは、必ずしもペニスのヴァギナへのインサートだけを意味するものではありません。

『常に異性を意識するのもセックスです。』

『手と手を触れ合うのも一つのセックスです。』

『異性を意識し、心のときめきを覚えるのもセックスです。』

『互いを思い合うスキンシップやキス』

でその悦びはもっと大きなものとなります。異性との出会いにおいて、そのときどきの小さな愛情表現や、一つひとつの行為を大切にしましょう。

晩年まで性的関心を持ち続け、ついには腹上死に至る人がいますが、これはときに、人生最高の幸せ者と呼ばれるでしょう。

腹上死とは、英語で「Sweet death」と言い、直訳すると「甘い死」ということになります。この原因は、興奮した際の急激な心拍数の上昇や、酸素不足で脳細胞が傷ついたり、動脈硬化によって心臓が停止するものです。この腹上死の割合が、妻との間では20％であるのに対し、他の女性との間で起きる率が80％と言いますから、果たして『至福の死』といえるかどうかは、はなはだ疑問ですが。

自由の国、フリーセックスの国というと、アメリカを頭に描く人が多いのではないかと思いますが、今日における性の実態は多くの人の想像とは、意外に異なるようです。

１９４０年代に行われたキンゼイ報告以来、約50年ぶりに米国人の性に関する大規模な調査がニューヨーク州立大学とシカゴ大学によって実施されました。調査の結果、米国人の健全な性生活が浮き彫りになって注目を集めてました。

発表されたこの報告書は「セックス・イン・アメリカ」と題され、18歳から59歳までの男女３４３２人を対象に、１９９２年中の７ヶ月間、２２０人の調査員が被験者を面接して行ったものです。

結果は、これまでの報告書が描いてきた内容とは大きく異なり、大多数の米国人は「特別で刺激的なセックス」よりは「日常的で平凡なセックス」を好むことが判りました。さらに大部分は、「結婚の純潔性」に高い価値を置いており、一生の間、セックスの相手として「配偶者が一番重要な対象」と考えていることも明らかになりました。

⚥ 3. セックスは生涯の「幸福脳」を育てる

高齢者の性能力には個人差がありますが、健康である限り、男女とも死ぬまで可能です。中国の長寿郷で知られる砂漠の楽園「ホータン」では百歳以上の老人が数多く住んでおり、百歳を超えてからも再婚する老人も多いといいます。いつか私がテレビで観たときには、確か、百歳の老人が37歳の女性と結婚したばかりで、これから子どもをつくるのが楽しみだと語っていたのを記憶しています。性欲も食欲と同様に、人間が生きていくために必要なエネルギー源です。

「性のエネルギー」が活発であるということは「生命のエネルギー」が活発であることの証なのです。偉人といわれた人も、人の子であり、健康である限り、セックスを大いに満喫していたようです。例えばサルトル、彼が最初にお相手をした女性はシモーヌ・カミーユサンという売春婦であったといいます。知り合ったのは、ある葬式の席上で、サルトルが19歳、シモーヌが23歳のときでした。若い2人はその日からベッドインしたまま、四昼夜、一時も離れずセックスに興じていたといいます。ついに、業を煮やした親戚の者たちが2人を無理矢理に引き離しましたが、サルトルとシモーヌの関係は、その後、5年以上も続いたと言われています。

また、暴力を嫌った無抵抗主義者の提唱者、インドのガンジーも大変好色であったと伝えられています。彼はヒンズー教の信奉者として禁欲を余儀なくされていました。しかし、彼を崇拝して近づく女性は多く、そのため関係を持ってしまったことも多いようです。

たまたま、ガンジーの父親が危篤に陥り、その報を受けつつも、彼は妻とのセックスに夢中で、ついに臨終には間に合わなかったとも伝えられています。ガンジーはこのときのことが終生忘れられず、後悔と罪悪感に苦悩し続けたようです。毛沢東の〝若い娘漁り〟なども大変有名です。**「英雄は色を好むから、英雄になれる」**のでしょうか。

アメリカでは独身または離婚した40代の性生活のない男性が、心臓発作で死亡するケースが極めて高いことが発表されていました。要するに性生活が健全に営まれている人ほど、コレステロール値や血圧が安定し、ボケ老人になったり、心臓病となるケースも減り、しかも若々しくて、長生きができるのですから、性的関心を生涯持ち続ける工夫と努力が必要であることはいうまでもありません。

⚤4．パンツをはくからワイセツになる

ヌードやセクシーな写真を見ていると、脳がどのように変化するかをチェックする機械

（サーモグラフィ）があります。これは興奮すると脳の血流が増え、その部分の温度が上がる様子などですぐ分かります。

　したがって、セクシーな写真を見せられて、「こんなの興味ないよ」と冷静な顔をしても、機械は脳断面の視覚領域がポッポと燃えるような光を放つので、すぐバレてしまいます。これは男性でも女性でも同じですが、男性のほうが女性よりやや敏感に反応するようです。

　つまり、ヌードやセクシーな写真は目で見ているつもりなのですが、実は脳で見ていることの証なのです。これはセックスにおいても同じで、性器でセックスしているつもりでも、実は**脳が感じ、脳がセックスをしている**ことの証でもあります。

　ワイセツ感も全く同じで、性器を見せられても何も脳に反応しない裸族もいるし、現代社会に生きている人間のように、性器を見せられると、すぐに反応してワイセツと考える人や国家もあります。今でも南米のアマゾン河流域には、性器を隠さない裸族がいます。彼らにとっては裸になる行為よりも、腰に結わえてある紐衣という細いヒモがほどけたら、それこそ恥ずかしいのです。

　人間は生きるためにも、セックスのためにも衣服を着たり脱いだりします。

　アダムとイヴはイチジクの葉で、局部を隠したときから羞恥心を覚えたと伝えられていますが、南米の裸族はもともとパンツをはかないから性器を見せても恥ずかしくないのです。自他意識が持つ羞恥心は、人間がつくり上げた文化です。裸が恥ずかしいと思うのは、服を着る文化があるからであり恥部や陰部を隠す文化があるからです。

現代でも、ヌーディスト部落に取材に行ったカメラマンは、洋服を着ていた自分がとても恥ずかしかったと語っていました。裸族が裸で暮らしているということは最も人間的なのかもしれません。私たちが自宅に帰って裸でお風呂に入ったとき、あるいは温泉に行って湯につかったときどんなにかホッとすることか…経験がおありでしょう。

部屋の環境や室温、寝具などの条件さえ整っていれば、全裸で寝たほうがよく眠れるし、健康にもよいのです。元来、裸のほうが無理がなく自然なのであり、文化という名の衣をまとうことによって、かえって不謹慎な多くの問題を発生させています。反対に裸族の間には文明社会に見られるような不謹慎、あるいは不行跡は極めて少ないといいます。

文化・文政時代の浮世絵師である広重や歌麿は世界的にも有名ですが、彼らはもともと春画師でもあったのです。彼らは春画の中で性の賛歌をうたい、人間本来の「性」を描いたのです。このおおらかな「性」こそまさに「生」そのものであったのです。しかし、儒教教育が台頭した元禄時代には「性は恥ずかしいもの」との教えによって滅びていったのです。

そもそも「ワイセツ」とは何でしょうか?　それは「パンツ」です。「パンツ」は法律です。法律そのものがワイセツを生み出したのです。アメリカのギャラップ社が、全米で605人の成人を対象にした「ワイセツ」に関する世論調査によりますと、75％の人が、「何がワイセツかは法律が決めることではなく、それは個人が判断して、決めることである」と答えています。

性は人間が生きていることの証であり、生きていくための至上のものです。性教育は子供たちのためにのみあるものではありません。子どもから大人まで、必須の生涯学習なのです。

昔、私たちの祖先はフリーセックスであったといいます。しかし、時代の変化や文化の流れとともに、「性」に対する考え方が大きく変わってきたのです。そのうえ、現代の産業革命ともいうべきコンピュータをはじめ、ＯＡ機器、家電の普及、情報化社会におけるサービス産業の発展により、独身の女性はもとより、既婚者の職場進出が6割を越えるようになりました。

晩婚や高齢者の離婚も増加しつつあります。「結婚」という常識的な家族制度や社会形態に束縛されない「失楽園」夫婦や「通婚」（かよいこん）といった多様なパートナーシップが見受けられるようになりました。

性文化は時代とともに変化します。性がおおらかな時代もあれば、不倫や姦通が罪となる時代もありました。そして今日の「性」はフリーセックスの時代からニュー・フリーセックスの時代に入っています。「性」の何をもって「善」とするのか、何をもって「悪」とするのか、ボーダレスの時代でもあるのです。

5．脳を活性化する「浮気」と「離婚」

「浮気」とか「離婚」という言葉には何となく反社会的、非道徳的な響きがあるように思いませんか。人間なら誰でも1回や2回、『浮気しようか』とか『離婚しようか』と思ったことぐらいあるかもしれません。いつかのテレビの公開番組で「失楽園したいと思っている主婦」がなんと85％もいたことが、これを裏づけています。「それでも、まあなんとか、いくつかの危機を乗り越えて、どうにかここまで辿り着いた」という本音が多く聞かれるのかも知れません。

ところで私がいう『浮気のすすめ』とは、美しい花を観たら素直に『美しい』と感動して愛でるように、美しい女性や素敵な男性に出会ったら、心をときめかせる。そして想像の世界で2人だけの愛の世界を演出し、ときには視姦もするという**「心の浮気」**がこれです。

『いつも恋をしている人は、平均寿命より4年以上も長生きする』という統計があります。

ところが、これだけでも脳細胞は活性化されホルモンの代謝機能が円滑となって、若返りや健康維持に大いに役立つものです。例えば、これが女性の側なら、女性ホルモンの分泌が盛んになるとともに全身の新陳代謝が活発になって、皮膚のキメが細かく美しくなり、化粧ののりもよくなります。幸せそうな気分がつい明るい表情となって表れるから、美しさが輝いて見えます。さらにこれがもし、本当の恋愛や幸せな結婚に発展したら、美しさに加えて健康的な艶めかしさが出てくることはいうまでもありません。

しかし、幸せな結婚をしたはずが長い間には色々なことがあって離婚に踏み切らざるを得なくなるケースもあるようです。世界的にみて、離婚率は上昇しているものの米国に比べると日本はかなり低いようです。しかし、離婚率が低いからといって必ずしも夫婦の関係がうまくいっているとも限りません。93年度の人口統計によれば離婚は2分47秒に1組が離婚し、18万組を超える離婚件数に昇っています。そのうち熟年の離婚件数だけでも3万組にも達しています。

しかも、女性の社会進出が進んでますます逞しくなる妻に比べて、仕事に追われ会社以外に居場所がない夫との間に危険な夫婦関係が成立してくるようで、定年退職後に夫に家でゴロゴロされていると、妻の不満とストレスは爆発しそうになるといいます。『定年までよく働いてくれたから、老後は好きなことでもやって、のんびりしてください。』などという妻はまずいないと思ったほうがよいでしょう。

それどころか、夫の退職金を懐にして『離婚して下さい。』と詰め寄られる可能性もありそうです。日本の夫婦は日常生活においてもすれ違いが多く、夫婦関係も淡白で、夫も妻も我慢我慢の一生なのだと考える人たちが少なくありません。

しかしながら、我慢や忍耐が美徳とされた時代はすでに終わりました。次世代が家から独立していった後は、嫌いになった相手と我慢をして夫婦関係を維持するよりも、お互いに残り少ない余生を幸福に生きるために、円満離婚できるのであれば、そちらの道を選ぶのが賢明かもしれません。

日本の夫婦は何事においてもお互いに頼り過ぎている印象があります。いつ一人になってもいいように、日常生活における生活力や経済力を持つべきです。そのためには普段から十分健康に気をつけ、体力もつけておかなければなりません。

本当は浮気をすることもなく、まして離婚をすることなどなく、生涯を互いに一人の相手と二人三脚で幸せに送ることができたら、こんなに素晴らしいことはありません。この場合、生理的にも**『最も自然で理に叶った脳の活性化』が生涯にわたり続く**ことになります。

もちろん脳を活性化するために浮気や離婚をするのではありませんし、ここでの『浮気』というのは自分だけの心の中で秘かに思うものであり、万一離婚したいと思ったときは、それなりに相当の覚悟が必要になります。その時の衝動や感情で離婚に走ってはなりません。後々の家族関係や仕事や生活力などに、ほころびがないようにしっかりとした計画性と責任を持つことが大切です。そうすれば、あなたの脳は以前にもまして活性化することでしょう。

⚥ 6. 幸せになれる脳のつくり方

性格美人になれば間違いなく幸せになれるでしょう。しかし、一口に性格美人になると言っても、そうたやすいことではないように思うでしょうが、実は意外に簡単なことで、食べものを変えるだけで良いのです。食べものを変えるということは今まで自分が食べていたものを、ちょっとだけ見直し、心（脳）によい食べ物ものを積極的に摂るだけで良いのです。

例えば、今まで何気なく飲んでいた甘いジュースや牛乳、清涼飲料水を控えたり、極端に辛いものをできるだけ我慢をして、野菜や果物、大豆食品や魚介類を多めに摂ることなどからはじめるのです。

そして出来ればパン食を控え発芽玄米食に、味噌汁やぬか味噌漬け、海藻やいも類・魚類などをバランスよくしっかり摂ることです。もちろん肉食は控え目にした方が良いのは当然です。

特に甘いお菓子やジュース、清涼飲料水はどうして良くないのでしょうか。確かに疲れたとき甘いものを摂ると何となく気分がリラックスします。これは甘いものを摂ることによって、脳がドーパミンホルモンを分泌して、気持ちをリラックスさせてくれるからです。ドーパミンは別に「快感ホルモン」とか「幸せホルモン」とも呼ばれ、幸せ感が得られるからです。しかし、甘い物の「幸福感」はほんの一時で、あとで必ず後悔することになります。

ストレスは誰にでもありますが、同じストレスを受けても、そのストレスを逆に栄養に変えてしまったり、軟化させてしまえば良いわけです。

その一つは、「どうでもいい」と諦めること、居直ることです。

二つは、脳内組織を軟らかくするために、自律神経のうち「リラックス」のスイッチの主源となる、『副交感神経』の神経伝達物質（**レシチン＝アセチルコリンと複合ビタミン・ミネラル・DHA／EPA、トリプトファン、良質の高タンパク質等**）を摂り、脳波（アルファ波）を増幅させることとです。アルファ波が増幅すると気分がリラックスし、落ち着きが出たり、やる気が出てきます。（これらの神経伝達物質は、前述のバランスのとれた食事から日常的に摂ることが望ましいわけですが、不足分や食生活ではどうしても摂りにくいものはサプリメントで手軽に補うことも必要です。）

⚥ 7．あまいものは、脳を幸せにできるか？

とくに疲れたときにあまい茶菓子やジュース、清涼飲料水をいただくと、なぜかホッとした気分になるものです。これは糖分を摂ることによって脳内にドーパミンという快感ホルモンが分泌するからであることはすでに説明したとおりです。しかし、実はこれが大変厄介なことになってしまうのです。

「砂糖は脳の栄養素です。砂糖を摂るとこれがブドウ糖に変わって脳の働きを活性化します。だから砂糖はいろいろな料理にどんどん使うべきだ」と某医科大学の名誉教授がかつてテレビや新聞、雑誌で述べていたころ、その影響によるものなのか、砂糖業界が砂糖推奨のための大きなポスターまで作って学校内に張り出している所すらありました。

なんという無責任な、そしてなんといい加減な非医学的、非栄養学的発言でしょうか。そもそも砂糖そのものをブドウ糖と同格にしているところからしておかしいです。砂糖を摂取しても実際にブドウ糖として吸収されるのは僅かしかないといいます。その他はメタボリックシンドロームの原因ともなる脂肪酸の生産誘導体になってしまいます。

糖分を過剰に摂取している人の糖負荷試験をしてみると、ほとんど低血糖症状を起こしていることが解ります。

統合失調症患者の約70％が低血糖症であるところから、砂糖を過剰に摂取することは、精神疾患にもなりやすく、さらに生活習慣病にもなりやすいという2つの危険性を秘めているだけで、プラスの要因はほとんど見つかりません。

プラス要因がみつからないどころか、ＡＤＨＤ、動脈硬化、関節炎、がん、カンジダ症、糖尿病、腎臓病、肝臓病、甲状腺疾患、虫歯、低血糖症、肥満体などになる確率だけが高くなると言われているのです。その点、リン脂質（Ｋ．リゾレシチン）など、善玉の不飽和脂肪酸を糖質と一緒に摂りますと、逆に３％がブドウ糖の生産誘導体に変化することが明らかになっています。

私の関わる某クリニックに来られる精神障害の患者さんのほとんどが「**甘いもの大好き**」な方ばかりです。甘い物の摂取を控えるだけでも症状はかなり好転します。

甘いものを摂れば血糖値が上がります。血糖値が上がれば自然にすい臓からインスリンホルモンが分泌され、血中濃度を一定に保とうとします。ところが、多量の糖分を摂取し続けると、すい臓は疲弊し、僅かな糖分を摂取しただけでも、インスリンを過剰に分泌してしまい、低血糖症状を招きます。血糖が下がり過ぎますと、今度は血糖値を上げるためにアドレナリンやノルアドレナリンなど６～７種類のホルモンが分泌されます。これらはいったん脳内に入ると神経伝達物質として機能します。

例えば、アドレナリンは攻撃ホルモンとか喧嘩ホルモンと呼ばれ、怒り、敵意、暴力といった攻撃的な感情を刺激します。もう一つのノルアドレナリンは恐怖のホルモンとか逃走ホルモンとも言われ、恐怖感、うつ症状、自殺や強迫観念、不安感など、否定的な感情をもたらします。そしてこれらのホルモンは、交感神経の働きを亢進させ、頻脈、手足の冷え、便秘、動悸、手足や筋肉のけいれん、めまいなどの身体症状を引き起こします。

さらに、過剰分泌されたアドレナリンが、アドレノクロムという有害な酸化した覚せい剤のような物質に変わると、幻覚やパラノイアを引き起こします。これがいわゆる低血糖症です。統合失調症患者の約70％が低血糖という事実を考えても、糖分の過剰摂取がいかに危険なことかお解り頂けるのではないでしょうか。

⚤ 8．愛がなくても恋愛と結婚は継続できる

夫婦・家族問題評論家の池内ひろ美氏によれば「愛は2年で終わる」との新説を唱えています。これは実際に3万組ほどのリアル相談の中で、若い恋人たちから熟年夫婦、老齢の夫婦まで見た結果だといわれています。そもそも恋愛をしているときは、脳から数種類の「ラブラブホルモン」が分泌する状態ですが、結婚は単なる「社会現象」だといいます。

セックスを伴う恋愛は約2年ほどで終わりますが、その後結婚して「社会システム」に組み込まれることによって結婚生活は維持されるのだといいます。初めて知り合った当時の、あの新鮮な心のときめきも触れ合った肌の感触や興奮もなくなってしまったが、毎日とくに波風も立たず惰性でそして女性は、年々リアリストになり、男性にとっては恐怖の時が始まるようです。

愛は2年で終わり、そのあと浮気心がサザ波を立ててくると言われてますが、その浮気も平均2年で終わってしまうといいますので、こうした『2年周期』の人たちは、このサイクルを2~3回と繰り返す中で、人としての成長・成熟をされるのかも知れません。ここで私的な見解を述べますと、2年で終わるのは、もともと『愛』ではなく、『幻想』だったのではないかと考えてしまいます。わたしの身近なカップルたちは、両親なども含め、経年的に見ると『愛』のかたちを、年々バージョンアップさせている印象があります。

9. SQ=セックスに対する感性度指数

男がいるから、女がいる。女がいるから、男がいる。これがいわゆるセックスです。「セックス」の語源は、ラテン語のSexus（分割された部分）から転じたSecare（分断する）からきているといいます。つまりセックスは二つに分かれたうちの片方という意味です。（性同一性障害の人、および性転換者についてはこの際、除外します）

夫婦とは男と女が心と体を一つにすることです。心と体が一つになってはいても法律的には　夫婦ではない男女もいますが、いずれにしても愛し合っている男と女や、夫婦の間には必ずコミュニケーションとしてのセックスが介在しているはずです。

がしかし、ある一定の時間が経過するなかで、少しずつセックスが疎遠になってしまったり、また断たれてしまうケースがあります。そうなると男と女の関係は夫婦であっても、極めて危険な事態に陥っているといってもよいでしょう。病気や肉体的障害があるとか、高齢であるとかを除けば、男と女の関係には必ずセックスを介在したコミュニケーションがあってしかるべきです。

もっともセックスとは必ずしも「インサート」しなければ達成し得ないものとは限りませんが、少なくともそこには何らかの愛情が伴わなくてはならないものです。愛情さえ伴っていれば、いわゆる「インサートなきセックス」は十分成立するものと考えられます。

いずれにしても、セックスに対する積極性が薄れたり、失せていくことは人生において何かと消極的になりがちで、そのうえ、未来に不安を感じさせるイメージにつながってしまいます。

男と女が、あるいは夫婦が、仲良く円満に幸福を維持することのできる第一条件は、**SQ（Sexual Quotient＝セックスに対する感性度指数）**を高めることです。

セックスの『質』が豊かか貧困か、濃いか薄いか、精神的・肉体的に『満足度』が高いか低いかを見極める物差しがSQです。これは決して性交の回数や強さを云々するものではなく、性愛時にどれくらい深い愛情を注ぐことができるか、セックスの質の高さを評価する指数です。また、自分自身の性的能力やレベルがどれくらいのものであるかを十分認識したうえで、パートナーとの性的満足感をいかに高めていくか、その能力が問われるものでもあります。しかも、これらは男性が女性に対して計るだけのものではなく、女性の男性に対する性的積極度や感性をも問われるものでもあるのです。

ところで、SQの法則というか、定義というか、学術的な物差しのようなものが、実際には存在するわけではありませんが、世間一般の常識に当てはめて考えて判断して頂くため、その判断の目安ともいうべき次の項目を参考にして、SQ指数を計ってみてはどうでしょうか。まずは該当する項目の番号を○で囲んでみてください。

SQ指数がわかるQ&A

1 出勤前に必ずキスをする
2 一日一回以上、「愛している」または「好き」という言葉を交わしている
3 夕食はほとんど一緒にとる
4 夕食の後片付けは一緒にする
5 お風呂はできるだけ一緒に入る
6 精のつきそうな食事をつくったりする
7 二人の結婚記念日や誕生祝いは必ずする（またはプレゼントをする）
8 ツーショットの写真を部屋に飾ってある
9 二人で共通の趣味またはスポーツがある
10 毎月の妻の生理日を知っている
11 同じベッド（ふとん）で寝ている
12 二人のベッドインタイムはほぼ同じである
13 ベッドインの際、ムードミュージックを流す

14 ベッドインの際、照明に工夫をこらす
15 セクシーな肌着（下着）をつけて寝ることもある
16 下着を脱いで寝ることもある
17 二人で一緒にアダルトビデオや雑誌を見ることがある
18 通信販売（またはその他の方法）などでセクシーな下着を買ったことがある、またはセクシーな下着を買おうと、二人で話し合ったことがある
19 二人だけで映画や音楽鑑賞に出かけることがとても楽しい
20 今でも腕を組んだり、手をつないで街を歩く
21 たまには身体をほぐしたり、リラックスのためのマッサージをし合うこともある。
22 ポラロイドカメラで妻のヌード写真を撮ったことがある
23 ベッドインの前に香水やボディクリームでムードを盛り上げることがある
24 セックスの前には必ずキスをする
25 前戯は必ずするし、時間をかける
26 オーラルセックスは当然である
27 二人でポルノショップに行ったり、またはヌードショーなどのセクシーなショーを観

に行ったことがある

28 大人の玩具を使用することもある
29 お互いに体位について話し合ったり、工夫することもある
30 二人でときどき温泉旅行に行ったりする
31 妻の体毛の一部を剃ってあげたことがある
32 妻の体重やバスト・ウエスト・ヒップなどのサイズを知っている
33 アナルへのキス（またはセックス）をしたことがある
34 セックスの際、思わず大きな声が出てしまう
35 たまたま二人だけで素敵な異性と一夜を同室しても、相手がそれを求めない限り、自制することができる
36 失楽園（渡辺淳一の小説）の中に出てくる様なソフトなＳＭごっこをしたことがある
37 屋外セックスをしたことがある
38 屋内で、ベッド（ふとん）以外の場所でもセックスをしたことがある
39 ソープランドの真似をしたことがある
40 精力剤・催淫クリームなどを使用したことがある

41 セックスをスムーズにするため、ローションなどを使用している

42 行為中に「君は素敵だ、可愛い、綺麗だ、美しい、気持ちがいい」などの声を耳元でささやくことがある

43 ワイセツな言葉で興奮することがある

44 あらかじめセックス日を決めたり、したいときは二人だけのサインを決めている

45 セックスの時間は前戯も含めて三十分以上である

46 自分だけが先にのぼりつめ、相手がまだ満足していないときは、必ず別の方法を駆使しても満足させる

47 オーガズムに達するときは、ほとんど一緒である

48 愛液がにじみ出てくるまでに、決してインサートしようとはしない

49 朝方や昼間でも、お互いにその気になればセックスをすることがある

50 寝るときはお互いに相手の身体の一部に触れながら寝る

以上、50項目中、該当するものが何項目あるでしょうか。一項目を2点として、

A　90点代なら、二人の間は実にうまくいっており、SQは大変高い。

Ｂ　70点代なら、二人の関係はわりとうまくいっており、ＳＱは高い。
Ｃ　50点代なら、もう少し頑張らないといけません。黄信号が点滅中です。
Ｄ　30点代なら、相当の努力をしないと危険です。赤信号が点滅しています。
Ｅ　20点代なら、根本的に夫婦とは何か、セックスに対する考え方などを変えないといけません。赤信号が灯きっ放しです。
Ｆ　20点以下なら、「覆水盆に返らず」です。それでもまだ夫婦関係を続けて行きたいとお望みなら、生まれ変わったつもりで、よほどの努力をしなければ破局が待っています。
お互いに知り合った当時か、結婚したばかりのあの新鮮な当時の感覚を思い出すか、このＳＱチェックシートをダシにスコアを二人で測定し直して、先ず話し合うキッカケにして下さい。

ご婦人のなかには夫とのセックスの最中に、本を読んだり、タバコを喫っている人もいるといいます。「夫の一方的な欲求に仕方なく合わせてあげているのだから、一刻も早く終わってほしい」という気持ちを、態度で示しているのだといいます。これは妻として、女としてとんでもないことです。仮に自分にその気がないのなら、その理由をきちんと説明して、夫に理解と協力を求めるべきです。

一方、男性の側も、自分だけ目的を達成したら妻のことは考えず、背を向けてグーグー高いびきなんてとんでもないことです。いくら疲れているとはいえ、こんなことは夫として絶対にすべき行為ではありません。なかには酒に酔った勢いで妻と関係を持ち、自分だけ目的を達成したら、そのまま眠ってしまうケースも多いと聞きますが、これは夫として最低です。ほろ酔いくらいならともかく、車と同じで「飲んだら乗らない、乗らせない」ぐらいに考えても良いのではないでしょうか。

•第2章•

枯らしてはいけない性のいとなみ

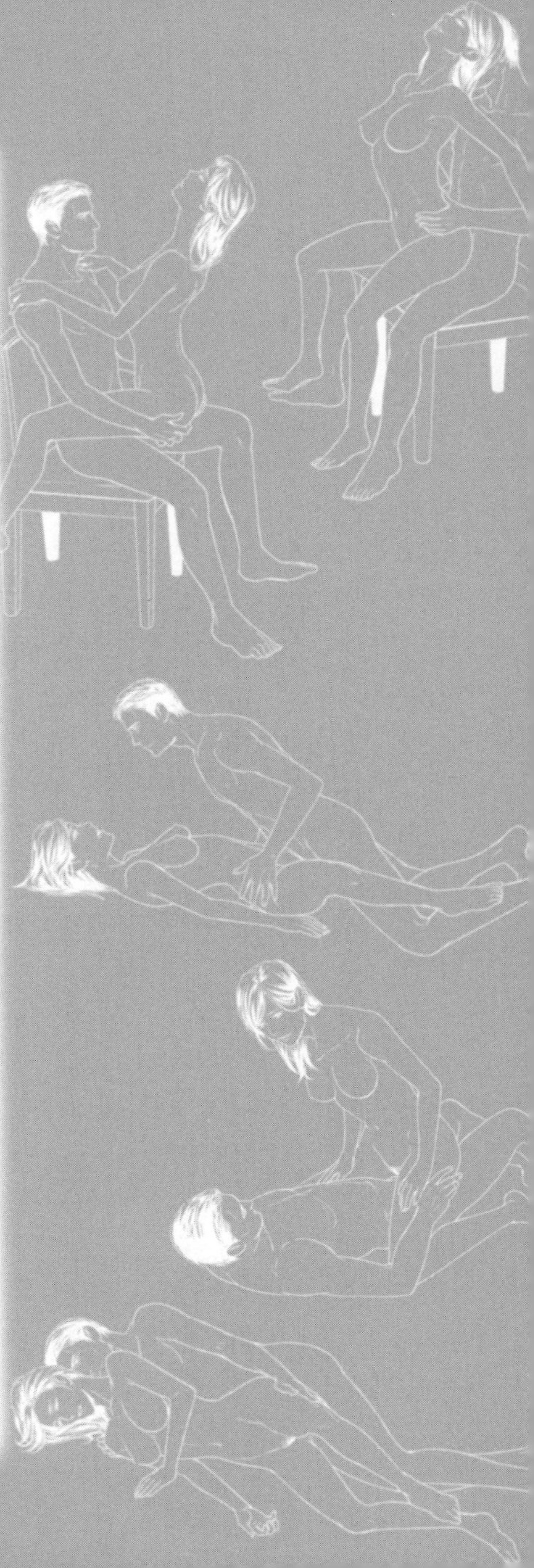

⚥ 1．生きがいとしてのセックス

キスや性行為は若い人だけのもの、という考え方は根本から改めなければなりません。「愛している」という表現は若い者たちだけに与えられた特権ではなく、生涯にわたって夫婦の間でも交わされ続けなければならない言葉です。

それが若い人たちでさえ結婚してしばらくすると、「愛している」という言葉を使わなくなってしまうのが日本人のようです。年輩の人のなかには、結婚して子どもをたくさん産んでいるのに、「愛している」などという言葉を生涯で一度も使わずに、人生を終えている人のなんと多いことか。「老人のくせにいやらしい」とか「老人の性欲はおぞましい」などと考えるのは『人生80年代』にはふさわしくありません。

健康な男女なら死を迎えるまで性欲はあるものです。それをあえて抑制するほうに無理があるのです。性欲は健康のバロメーターです。性行為は血圧やコレステロールの抑制に効果があり、心臓病やボケを予防し、ストレスを経済的に解消してくれるのですから、歳をとっても、もっと積極的にセックスに取り組む姿勢が自然で健康的であるのです。

まして「枯れた性」などといってさげすんだり、偏見を持ったりしてはいけません。性が枯れるのは死んだときだけです。

女性の場合であっても同じです。40代後半から50歳代で閉経したとしても、結婚をして子どもを産む期間より、その後、女として生きてゆく期間のほうが長いのです。この期間は妊娠の心配もなく、夫婦の絆を深め、温め合い、性をじっくりと楽しめる人生最良のときだと思います。

セックスは脳に心地よい刺激を与え、脳細胞の活性化を促し、ボケを予防してくれます。愛とセックスこそ、心と身体のリフレッシュ（若返り）に役立ち、健康増進と生き長らえるための原動力となります。

セックスは健康的に老いるための必要不可欠の要素です。しかし、男と女ではこのセックスに対する考え方が微妙にくい違ってきます。男性は歳をとるにつれ、性機能の衰えに対して焦りのようなものを感じ、性行為の可能性や回数にこだわるようになります。

一方、女性は更年期や閉経期を境にして性行為をためらうようになったり、拒否反応を示す人もいます。これは閉経という生理的な一つの結末を迎えることで、女としての機能が終わったような錯覚に陥ったり、女性ホルモンの低下によって膣内の分泌液が減少して、性交時における痛みが伴うためでもあります。

しかし、実際には女性にとって閉経は生殖能力の終わりであっても、セックスの終わりではありません。むしろ、本当の夫婦における「性生活」は閉経後にあると言っても過言ではありません。

妊娠の心配や、月一度の生理の憂うつさから解放され、これからが女として最も自由にセックスをエンジョイできる有意義な年代に入ったと考えることもできます。正しい性生活の知識がないばかりに、妻の閉経後、性生活がうまくいかずに離婚や家庭内別居に至るケースも多いのです。これは夫婦間の愛情の持ち方にもよりますが、お互いに相手の立場と気持ちになって、思いやる心と言動がないとうまくいかないものです。膣内分泌液が少なくなっても、これを補助するゼリー状のものがたくさん市販されていますので、これをうまく活用したり、無理な体位を避け側臥位など、疲労感の少ない体位をとり入れる工夫なども必要です。

閉経後の妻に拒否された男性は、座して完全に不能となる日を待つか、ひそかに妻以外の女性との交わりを考えるか、二者択一です。今どき「性から遠ざかるほど人格は高潔になる」などと考えている人がいるとしたら、ボケるか、病気で早死にするのがオチかも知れません。

歳をとってからの性生活は若いとき以上に大切なものです。動物は生殖機能がなくなればそれで終わりですが、人間はその後も性生活が可能であるように、神様から与えられた人間としての義務であり特権でもあるのです。

若いときのセックスは快楽だけが優先される傾向がありますが、歳をとってからのセックスは大切なコミュニケーションであり、生きがいであり、『健康を維持するための大切な要素』であることを十二分に認識しなくてはなりません。

⚥ 2. 更年期障害の栄養療法

一般に節目の時期では、加齢に伴う身体的な機能低下とともに恒常性を維持する予備能力や栄養素などの貯蔵能力も低下するので、とくに水溶性のビタミン（B群やC）などが潜在性欠乏症に陥りやすく、また、遠距離通勤や深夜帰宅、外食、喫煙、無理をしている人などのビタミン不足も目立ちます。このように、加齢とともにビタミンは不足気味になり老化を促進してしまいます。そこで、生活様式や仕事、食事の内容などに気をつけると同時に、規則的な生活や適度な運動を心掛ける必要があります。歳をとると次第にあっさりした食物ばかりを好むようになりますが、たん白質（アミノ酸）が不足すると老化はさらに促進され、肝機能も低下しますので、良質のたん白質を十分に摂らなければなりません。ビタミン不足ということは、同時にミネラル不足でもあるということが考えられます。ビタミンがその機能を発揮するためには、ミネラルの援護と協力がなければ力を発揮することができないからです。

ボケの予防にはビタミンB群やリゾレシチン、ビタミンCやEが必要です。これらはとくに脳神経細胞にとって不可欠の栄養素であり、微妙な脳内メカニズムを安定させる働きがあります。

ビタミン・ミネラルは大切な生理活動の調整役を果たしていますが、同じ調整役を務めるもう一つの物質であるホルモンも実際にはビタミン・ミネラルの媒介によって体内で合成されます。したがって、ビタミンやミネラルの欠乏はホルモンの合成に直接的影響を与え、更年期における心身の乱れを助長し老化を促進し、ボケ症状を招くことになります。更年期に入ってからのビタミン・ミネラルの摂取では遅すぎるくらいなので、これらはできるだけ若い頃から摂取することをお勧めしたいと思います。

⚥ 3．男と女の更年期障害・老化防止作戦（その一）

更年期障害と老化現象は同一線上にあり、その根源もかなり近いところと考えられます。ここでは栄養療法とは別に、意識改革（マインドリセット）、運動方法、生活のリズム、仕事のあり方、夫婦関係、人間関係などについて積極的な試みを提案してみたいと思います。

①　年寄りの冷や水・・・歳に似合わず、無理をするのはよくありませんが、意識や考え方は常に若々しく、快活に振る舞うこと。

②　年寄りには席を譲るな・・・というと怒るかもしれませんが、もしも「年寄りだから、席を譲ってもらって当然」と考えているとしたら、至急、マインドリセットです。もし「席を譲る」と言われたら…自分はそんなに年寄りに見えたのかと思い、むしろ「ムカッ」とするぐらいでなければ「若さ」は維持できません。電車などの「乗り物」の中では、できる限り吊り革や、手すりにつかまらず、バランスをとる練習をすれば、平衡感覚やコアマッスルが鍛えられ、脳細胞への刺激が若返りに役立つものです。最

も嫌われるのが、ほんの少ししか空いていない席に大きなお尻を「ドーン」と強引に押し込もうとする「おばさん」です。もしも「嫌われてもよい」などという気持ちだったら最早、救いようのない「おばあさん」なのです。

③できるだけ派手な服装が良い・・・若いときは地味なネクタイやシャツの方がシックで似合いますが、歳をとったらできるだけ派手な方が似合うし、若々しく見えて格好がいいものです。そして、若い人たちのファッションセンスや流行を上手に部分的にとり入れることです。

④『腹巻き』、『ステテコ』、『モモヒキ』は、おじんの象徴・・・若い娘はとくにこの三つが大嫌いです。健康によいとか、寒いとか、汗がどうとかいっていたら、決して若い娘にはもてないと心得なければいけません。でも『冷え』対策など体のことを考えると必ずしも悪くはないので、スタイリッシュなものをすっきりと着こなしましょう。

⑤酔っ払いと立ち小便・・・ほどほどに酒を飲むのは大いに結構なことですが、日本人の酔っ払いと道端での立ち小便は国辱ものです。毎晩のようにこんなことをしている人は、女性にもてないどころか、いつか子供や奥さんにも間違いなく見捨てられるかもしれませんし、これは軽犯罪です。

⑥化粧上手、おしゃれ上手な老婦人・・・歳をとったら化粧などどうでもよいと、髪の手入れもせず、無頓着な服装で街を歩いてはなりません。女性の美しさは、その年代毎に味のあるものに変わっていくものです。清楚で品のある老婦人の美しさは大変魅力的で多くの男性の眼を惹きます。歳をとって『装う』ことを楽しむ気持ちを大切にしていただきたいものです。

⑦生涯の目的を持て・・・自分がこの世に生きていたことの証に、自叙伝、小説、随筆、論文、リポート、童話、詩歌、彫刻、日記、絵画、音楽、陶芸、旅行。通信教育や社会人大学での勉強すること等は人生に生甲斐をもたらせてくれます。

⑧趣味をもて・・・趣味などは特定できるものではありませんが、それに没頭し、何もかも忘れて夢中になれれば、趣味はストレスを緩和し、心を豊かなものにしてくれます。趣味や目的を持たない人の「ボケ症状」は加速的に訪れます。

⚥ 4．男と女の更年期障害・老化防止作戦（その二）

①おじいちゃん、おばあちゃん、と呼ばせるな・・・まだまだ若いのに、孫ができたか

らといって「おじいちゃん、おばあちゃん」と呼ばれていると、ついその気になって、いつか本当の「じいさん、ばあさん」になってしまいます。せめて英語で「グランパ」「グランマ」と言わせるぐらいのイキナ感覚が欲しいものです。

②仕事に停年はない・・・停年になったら、家でのんびりしよう—などと、もしも考えている人がいたらちょっと危ないです。このような人にはボケがいっぺんにやってくる傾向があります。再就職の意思がなかったらボランティアでもよいから何か生甲斐のある社会福祉活動や軽い仕事を探すことです。一生働き続けたほうが健康にもよいし、その方がボケません。

③隠居したら終わりである・・・隠居して余生をのんびり暮らそうなどと考えたら、もう人生は終わりです。「隠居してのんびりしたら」という息子や娘の好意が最初のうちは嬉しく思うでしょうが、一旦ボケてしまったら、仮にできのよい子供に恵まれたとしても、気がついた時は子供たちからは嫌われ、逆に自分の存在が邪魔になってきているかも知れません。とくに目的を持たない隠居生活はボケが加速的にやってきます。甘えと安心は最大の敵です。

④家業は自分を中心に、死ぬまで続けよ・・・家族経営の自営業の方などは、経営上と

くに問題がなければ家業は続けるべきです。子供や他人任せにして安心していると一遍に歳をとってしまうケースが多々ありますので要注意ですが、次世代への『愛のある引き継ぎ』をするスーパーバイザー的な立場での参加が、みんなハッピーで良いかもしれません。

⑤眠れない夜は寝なければよい・・・夜眠れないことをしきりに気にする人がおりますが、眠れなかったら寝なければよい―人間トシをとるにつれ余生は限られてきます。神様は残り少ない人生を有効に使うことを望んで、眠れない機会をつくってくれているのですから、そんな時は、神様に感謝し、本などを読んで時間を有効に使うことです。眠れなくても決して死ぬようなことはありません。むしろ眠れないことを気にしたり、睡眠薬に頼る方が身体によくないのです。

⑥朝風呂のすすめ・・・眠れなかった日の朝も、熟睡した日の朝も、朝風呂は健康にもよく、とくに脳細胞の働きを活発にし、眠気はどこへやら、やる気が起きて充実した一日が送れます。もちろん夜は就寝前にもう一度入浴した方がよいのは言うまでもありません。ただし、入浴前に必ずコップ一杯の水分を飲むこと。ゆっくりかけ湯をし、胸から上を出しての下半身浴にすること。それから、お湯の温度はややぬるめの39度

位にして、朝は15分、夜は20分位が理想的です。なお、浴室と他の部屋との温度差をなくすように気をつけることです。

⑦ 朝のジョギングは命取り・・・朝のジョギングほど健康に悪いものはありません。人間の細胞というものは脳も肉体も眼醒めてから3～4時間もしないと正常には機能しません。自分が眠い、と思ったときは細胞も眠いし、自分が寒い、と思ったときは細胞も寒いのです。だから、朝の散歩より夕方の散歩のほうが身体によいのです。まして、充分なウォーミングアップもせずに朝のジョギングなどをすると筋肉細胞がほぐれていないので、足（脚）を捻挫したりします。もしも心臓が捻挫したら一巻の終わりです。

⑧ 早起きは三文の損・・早寝、早起きは健康によいが、遅寝・早起きは健康に悪いです。中でも寒い冬の朝の早起きは感心しません。老人の早朝の死亡率が高いのはこのためです。朝、目覚めたら部屋を暖かくして、布団の中でラジオでも聞きながらボーッとしているのが一番よいのです。起きぬけに新聞を読むのも脳細胞には悪い影響を与えます。どうしても起きて何かをしなければならないときは、まずは水を飲んで、ゆっくりお風呂に入ってからにしたほうがよいでしょう。

⑨　サウナ風呂は心臓に悪い・・・もしも血圧を下げたり、血液循環をよくしたり、肥満解消などが目的で、サウナ風呂に入り、僅か一〇〇グラムほど体重を落としたとしても、出てから水かビールでも飲めば元通りになってしまいます。汗をかいた後は、その失った分の水分を補給しないと身体に悪いのですから意味がありません。サウナで無理矢理に血管を開き、血液循環をよくして血圧が下がったとしても、それは一時的なものであって根治療法にはなり得ません。入り方によるところもありますが、サウナに入ることによって、発生する悪玉の活性酸素による脳細胞や心臓への悪影響は大きく、とくに心臓に与えるストレスは大変危険です。

⑩　ゴルフの功罪・・・中高年がスポーツ中に心臓発作で死亡するケースはゴルフがトップです。健康によいはずのゴルフで死ぬほど馬鹿げたことはありません。ゴルフは一ラウンドで約1万6千歩ほど歩くので身体によいことは確かです。しかし、真夏の蒸し暑さの中でのゴルフだけは絶対に避けなければなりません。それでも、どうしてもゴルフが止められなければ、次のことにだけは気をつけましょう。

①　前日の夜の深酒は避けること

②　早く寝ること

③　朝食は軽くてよいから必ずとること
④　一ラウンドまたはハーフで上がること
⑤　にぎらないこと（賭けないこと）
⑥　スコアにこだわらず、愉しいゴルフを心掛けること
⑦　帽子は必ず着用すること
⑧　お昼のアルコール分は控え目にすること
⑨　ゴルフ場までは車を使わず、電車を利用すること（緊張に伴うストレス・疲労や事故を避けなければならない）
⑩　できれば泊りがけのゴルフが良い（過労をさけること）
⑪　夏場は軽井沢のような高地での涼しいゴルフ場を選ぶこと
⑫　冬場の極端に寒い時期は避けること

⚥ 5．男・女にもてる脳作業？

男の脳と女の脳は微妙に違っています。重さだけを考えれば、男の脳は女の脳より重い

わけですが、これは頭のよしあしとは全く関係ありません。また脳のシワも知能のよしあしとは全く関係ない、というのが現代脳科学の常識です。頭のよしあしは、細胞中のレシチン（神経伝達物質であるアセチルコリン等）濃度が多いか少ないかで判断することができるといえるでしょう。事実、ボケ老人や精神障害者の脳細胞中のレシチン濃度は、正常人の50％しかないのですから──。

男と女の脳の大きな違いは脳の性差にあります。どっちが良いか悪いかではなく、それが男と女の違いでもあるのです。

例えば、女の脳の特徴を知ってアプローチに役立てるなら、

① 女の脳は現実的ですから、女性を攻略するには、即物的なプレゼント攻勢が効果的であるといいます。双方向的なコミュニケーションがある程度すすんだ関係であれば、『サプライズ』的なプレゼントは効果てきめんでしょう。

② 女の脳は右脳・左脳への機能集中がはっきりしていないので、女性に対して婉曲な表現よりも、ストレートな表現のほうが攻略しやすいといいます。例えば、「好き」とか「愛してる」という表現をわざわざ遠回しにいうより、ストレートに「好き」とか「愛してる」「君が欲しい」といったほうが歓ばれます。紳士然としている男よりも、意外

に図々しい男がもてるのはそのためかもしれません。

③　女の脳は大脳辺縁系にパワーがあり、嗅覚（匂い）に対しては男の脳より敏感に反応します。香水が女性に好まれる理由はここにあります。この傾向から「匂いがダメ」な男性のことは、生理的に受け入れ難いとも考えらます。

④　女の脳はやや方向音痴です。これは多くの女性ドライバーに見られる傾向でもあります。

⑤　言語機能をつかさどる左脳は女の脳のほうが勝っているので、女より男のほうが失語症になる確率が高いといえます。女が三人寄れば、読んで字のごとく「姦しい」とはよくいったものです。

それでは男の脳の特徴はといいますと、

①　男の脳は女の脳ほど現実的ではありません。まじめで知的な男性ほど直接的な表現で愛を告白することはなく、どちらかというとムードを大切にし、情緒のある表現を好みます。

②　男の脳は右脳・左脳への機能集中がはっきりしているので、遊び目的ではなく、まじ

めにつき合おうと思ったら、男性のほうから「好き」とか「愛している」とか「あなたと結婚したい」などと言わせるように仕向けたほうがアプローチには、効果的です。

③男の脳は女の脳より視覚や聴覚に優れていますが、嗅覚に対しては女性より鈍感です。女性の前でも平然とオナラをするのは、そのせいかもしれません。

④男の脳は空間認識能力が女性より優れているので、デートのときの車の運転やハイキングの道案内などは男性に任せたほうが安全でしょう。

⑤言語機能は左脳が勝っている女性に軍配が上がります。だからといって、しゃべりすぎは男性を無口にしてしまい、ときには嫌われるので女性は要注意ですね。

もちろんですが、男の脳・女の脳とも、その傾向には個人差があります。わたし自身④の空間認識脳は意外に高いようで『地図を読む』のも『クレーンキャッチャー』もとても得意な女の脳をもっています。このように男と女の脳には、それぞれ異なった性差がありますので、異性とつき合うにしても、脳の性差を知り個人差を考慮した上で、より上手につき合うことができるようになります。今からでも決して遅くはありません。健康のため、若返りのために大いに第二の青春を謳歌してほしいものです。

⚥6. 世界で愛情表現が最も下手な日本の夫婦

×こんな夫婦は赤信号！

① 愛してるよ、好きよ…なんて今さら恥ずかしくて言えない
結婚する前や、性交渉を持つようになるまでは「愛してる」「好きよ」とお互いに言い合っていたのに、最近では冗談でもそんなことを言わなくなってしまった。かつて熱く燃え、愛し合った、あのときの情熱はどこへ行ってしまったのか？

② キスもない、手も握らない、腕も組まない
女房（亭主）とキスなんてとんでもない。まして入れ歯のままキスするなんて気持ち悪い。子どもじゃあるまいし、手なんか握って歩けますか―腕を組むのも恥ずかしいのに。

③ 夜の夫婦和合なんて、もう忘れてしまった
妻は子どものことや自分のことで精一杯。夫は会社の仕事や夜のつき合いでくたくた。

家に帰ったら即、ベッドで高いびき。まして一緒にお風呂に入ることなどあり得ない。

④ 夫婦そろっての夕食は、週に2回以下
夫はほとんど毎日外食。たまには家で夕食をとろうと、早めに帰宅しようものなら、妻に「あなたどうしたの？どこか具合でも悪いの？」と言われてしまう。

⑤ 一緒に旅行することなどなくなってしまった
休みの日、夫はゴルフ、妻は友達とおしゃべりをしたり、旅行に行ったほうが楽しい。まして、二人で温泉旅行なんて考えられない。

⑥ 夫婦で食事の買い物に行くなんて―
夕食の買い物はもちろんのこと、日常の必需品すら、一緒に買いに行くこともなくなってしまった。夕食の買い物は妻の仕事と決まっている。

⑦ 夫婦に共通の趣味がない
夫婦に別々の趣味はあるけれど、共通の趣味がない。これではすれ違い夫婦と同じです。そのうえ、食物の好みまで違っていたらさらに深刻です。

⑧ 誕生日、クリスマス、結婚記念日などのプレゼントなんてあり得ない
プレゼントどころか、お互いの誕生日、結婚記念日も忘れてしまった。クリスマスに

はケーキだけ買って帰ればそれでよいと思っている。

⑨ 掃除、洗濯、料理などは妻の仕事、手伝ったこともないし、手伝う気もない

専業主婦ならともかく、今や掃除、洗濯、料理など、夫婦である程度分担する時代―。

⑩ 共通の話題もなければ会話もない

日本人は世界で最も愛情の表現が淡白で、下手だという。とくに男性はテレるせいか、結婚して2~3年もしたら、ほとんどの夫が、「おい、お茶、風呂、めし、寝る」しか言葉を知らない。まして、朝夕の挨拶もない。こんな夫婦のお先は真っ暗やみです。

以上10項目中、5項目も該当していたら「覆水盆に返らず」です。2~3項目ぐらいなら、まだ努力次第では何とかなるかもしれません。

✕ 夫に決して言ってはならないこと

① 隣の○○さん、もう課長（部長）さんになったんですって

②　最近あなた弱くなったわネ
③　もっとがんばってネ
④　あなたも歳ネ
⑤　自分のことより、もう少し子どものことを考えてあげて
⑥　子どもの部屋が欲しいわ（ご主人の部屋はもともとない）
⑦　あなた、もうこれ以上、出世しないわネ
⑧　あなた、ずいぶん食べるのネ
⑨　ゴロゴロしてないで、ほかに何かすることないの
⑩　私も若い男の子でも見つけようかな
⑪　私、もう少しましな男と結婚すれば良かったわ
⑫　○○ちゃん、しっかり勉強しないと、お父さんみたいになってしまいますよ
⑬　どうせ、うちは無理よネ、あなた
⑭　もう少し何とかならないの
⑮　私たち自分の家（住居）も持てずに一生終わるのネ
⑯　やっぱり学歴のない人って駄目ネ

⑰ 私、着るものもなくて（恥ずかしくて）外にも出れないわ
⑱ 私たち、何のために結婚したのかしら
⑲ 自分のこと（掃除、洗濯、料理）ぐらい、自分でしたら
⑳ もう夢も希望もないわ

日本でも、女性に対するセクシャルハラスメントが問題になっていますが、もしもあなたのご主人に、1～20のような言葉をかけたことがあったとしたら、それは夫に対する深刻なセクハラです。それによって夫は傷つき、ますます駄目になり、夫婦仲は極めて冷え切ったものになっていくでしょう。

男性は女性よりはるかに繊細な動物です。女性は嫌いな男性であったり、脅迫された場合であっても、生理的な男女の交わりは可能ですが、男性は嫌いな女性であったり、脅迫されたりしたら生理的にほとんど不能になってしまいます。

仮に相手が愛している女性であっても、たまたま激しいショックを受けたり、ストレスをためている場合、男性は不能に陥ることが多いことを認識してほしいと思います。

本来、肉体的にも精神的にも、男性より女性のほうがたくましいのです。世の奥様方、世界中の男性の中からご自分で選んだ、たった一人のご主人なのですから、もう少し優しく、勇気が湧き出てくるような暖かい言葉をかけてあげてください。

●第3章●

セックスは心臓を長持ちさせる長寿へのパスポート

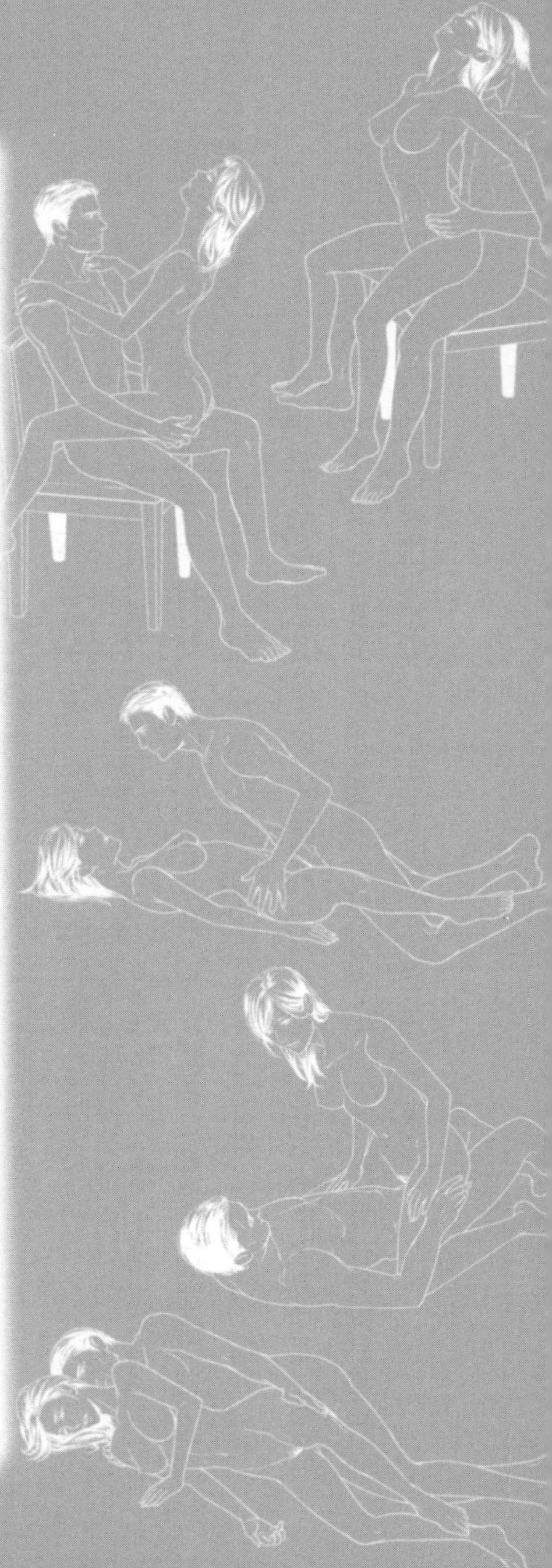

⚥ 1. セックスは長寿の秘訣

アメリカの美人女流作家で栄養学者としても著名なノーラ・ハイデンは、その著書「Energy」（エネルギー）の中で、Dr.Eugene Sheimann の著書『セックスは心臓と生命を長持ちさせる』を引用し、若々しく、健康を保つために、セックスの重要性を次の10項目で紹介しているので参考にしてください。

① セックスは、ホルモンのバランスを調整し、動脈の活性化を促進する
② セックスは、老化現象の進行を防ぎ、若さを保つのに役立っている
③ セックスは、愛とともに、人生に夢と希望、生きがいをもたらしてくれる
④ セックスは、夫婦生活を楽しく、潤いのあるものにしてくれる（独身生活を送っている男性の50%は、心臓マヒになっていることを銘記すべきである）
⑤ セックスは、男性が歳をとってからの不整脈やインポテンスを防ぐのに役立っている
⑥ セックスは、フラストレーションによる食べすぎ、酒やタバコの飲みすぎを抑制する
⑦ セックスは、コレステロールのレベルを下げるのに役立っている

⑧　セックスは、性格を温和にし落ち込んだり孤独にならず、やる気をもたらしてくれる
⑨　セックスは、心と身体の柔軟体操として大いに役立つものである
⑩　セックスは、最も経済的に睡眠を促しストレスを解消する唯一の方法である

日本においても性科学者で女医でもある宋美玄（ソン・ミヒョン）先生は、男性がセックスにおいて週に２回以上射精している人は、月に１回以下しかない人と比較すると前立腺ガンにかかる確率の高いのは後者であるとのデータを報告しております。

一方、女性の日常的なセックスにおいても常にオーガズムを経験している女性は、子宮内膜症にかかりにくいという報告もあります。また、男女ともオーガズムに達することでＤＨＥＡ（ホルモン）の分泌が促進され、これがストレスの抑制、性欲（力）の増進、糖尿病や心臓病の予防にもなるとの医療界での報告も話題になっています。

セックスほど心身の健康と長寿を約束してくれるものはありません。今どきセックスを不浄のもの、などと考えている人は少ないと思いますが、このように健康と長寿に深い関係があると理解している人も少ないのではないでしょうか。

しかし、この事実は、週一回はセックスを行うという百歳を超える人々が暮らす、グル

ジア共和国の長寿村が証明しています。ここでは百歳以上の老人が、日本の約10倍の2万人もいるといいます。

S・フロイトは「人間の行動はすべて性欲に基づいている」といっています。歳をとってもセックスの回数が多いと、強い性的興奮が脳を刺激するので、脳の若返りにも役立ちます。

頭は使えば使うほどよくなるように、肉体も（特に足腰）使わないと筋萎縮症を起こして、役に立たなくなってしまいます。性器といえども同じで、休ませてばかりいると、廃用性の萎縮症になってしまいます。

歳をとったからといって、意識的にセックスの回数を控えめにするのは考えものです。なかには、人間の一生におけるセックス能力には限界があるので、長持ちさせるためにセックスの回数を控えたほうがよいと思っている人がいるようですが、これはとんでもない間違った迷信でしょう。

江戸時代の儒学者、貝原益軒が『養生訓』の中で、「男は接して漏らさず」といっていますが、これは早漏防止という意味のほかに、射精を抑制することで、女性の精気を奪って自分の精気を内に秘めよ、という教えだったようです。。

しかし、これは江戸時代の話であって、現代の科学で証明されるような医学的根拠などはありません。今日の考えではむしろ「接して漏らす」ほうが生理学的には正しいとされています。女性の体内に射精されたスペルマは粘膜から一部が吸収され、ホルモンの調整にも役立つといいます。もっとも、これは性的満足度からくる精神的充足感が得られるだけでも、プラスになっているのです。

そういうわけで、とりわけ中年に突入したら、セックスはある程度コンスタントに維持しないと、さらに歳をとってからのセックスが思うようにできなくなってしまいます。過度にならない限り、セックスに関してはいつまでも貪欲であればあるほど、精神的にも、また肉体的にも若さを保つことができるのです。

⚤ 2. セックスは死ぬまで現役

ところで、年齢別による男の適正性交回数の算出に「九倍法」というのがあるので、参考にしてください。

例えば、

20代なら2×9＝18で、10日に8回
30代なら3×9＝27で、20日に7回
40代なら4×9＝36で、30日に6回
50代なら5×9＝45で、40日に5回

60代なら6×9＝54で、50日に4回
70代なら7×9＝63で、60日に3回
80代なら8×9＝72で、70日に2回
90代なら9×9＝81で、80日に1回

のペースで可能だといいますが、しかし、実際には70代でも毎日可能だという人がおります。この男性は毎日、レシチン、DHEA、亜鉛、DHA／EPA、ビタミン、ミネラルなどのサプリメントを何年も前から、しっかり摂っているそうです。「備えあれば憂いなし」というところでしょうか。

この算出法が医学的に正しいかどうかは分かりませんが、自分の歳をこれに当てはめてみて、自信を持つ人もいれば、もっとがんばらなければと思う人もいるでしょう。

アメリカでは独身または離婚した40代の性生活のない男性が、心臓発作で死亡するケースが極めて高いことが発表されています。要するに性生活が健全に営まれている人ほど、コレステロール値が安定し、ボケ老人になったり、心臓病になるケースも低く、しかも若々しくて、長生きができるのですから、性的関心を生涯持ち続ける工夫と努力が必要であることはいうまでもありません。

⚤ 3．こんな夫婦でありたい

◎夫にはこんな言葉をかけてあげたい

① 課長や部長になれなくたっていいの
② まだ、こんなにも元気じゃない
③ もう少し休んだら／働きすぎよ
④ まだ若いわ／頼もしいわ／愛してるわよ
⑤ もう少し自分のことを考えたら／体に気をつけてね
⑥ あなたのくつろぐ部屋が欲しいわね
⑦ 会社はあなたの能力（実力）が分かっていないだけだよ
⑧ 中性脂肪やコレステロールの低い食事に変えてみたわよ

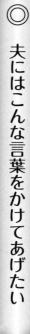

⑨　一緒に散歩でもしませんか
⑩　歳をとってからのあなたって、渋い魅力を感じるわ
⑪　私、今度生まれ変わっても、やっぱりあなたと結婚したいわ
⑫　(自分の子どもに)〇〇ちゃん、人間はね、お勉強だけではなく、人間としても立派に成長しないと駄目よ
⑬　うちだっていつかは何とかなるわよ、心配しないで
⑭　無理しなくってもいいの
⑮　家なんかなくても生涯できる仕事があれば幸せよ
⑯　IQよりEQっていうでしょ、学歴より挫折回復能力のほうが成功するんですって
⑰　値段の高いものより、清潔な身だしなみが一番ね
⑱　あなたと結婚して本当によかったと思っています
⑲　家に帰ったときぐらいのんびりしてね
⑳　貧乏でもいいから健康にだけは気をつけましょ

◎妻にはこんな言葉をかけてあげたい

①　お隣さんの奥さんより、君のほうが魅力的だよ
②　最近、きれいになったのでは？
③　君はまだまだ若いよ
④　もう少しおしゃれでもしたら
⑤　エステにでも行ってごらん
⑥　２人でゆっくり、温泉にでも行こうか
⑦　海外旅行にでも行きたいね
⑧　ゴルフでも習ったら
⑨　君と共通の趣味を持ちたいね
⑩　ファッショングラスでもかけてみたら
⑪　生涯、同じベッドで寝よう
⑫　一緒に買い物に行こう

⑬ 一緒に散歩でもしよう
⑭ 一緒にお風呂に入ろう
⑮ 歳をとってからの君って、素敵だね
⑯ 食事の後片付けは僕がやるよ
⑰ 君と結婚できて、幸せだよ
⑱ 愛しているよ（最低1日に1回以上）
⑲ 出かけるときは一緒に腕を組んで歩こうよ
⑳ 老後の設計はちゃんと考えてあるよ

20項目中、10項目以上言えるようだったら夫婦は生涯円満です。がんばれ！は押しつけがましくてあまりよくありません。一緒にがんばろう！とか、我慢しよう！大丈夫！何とかなるさ！のほうが気が楽です。夫婦の間でも長い間には、結構傷つく言葉を無意識に発していることが多いのではないでしょうか。

⚤ 4．更年期夫婦のセックスはお互いに思いやりと理解が必要

妻からの言い分

更年期を迎えた妻、あるいは更年期を終えた妻が、性交時に苦痛を訴えているケースが多いといいます。特に、妻がその気もないのに夫から無理じいされたり、苦痛を訴えても聞き入れてくれない鈍感な夫が増えているようです。中高年の女性が性交時に物理的な痛みを覚えるのは異常でも何でもありません。それは更年期に伴い膣内の粘膜が薄くなり、傷つきやすくなっていることと、愛液の分泌量が少なくなっているためでもあります。このような物理的あるいは生理的な症状のほかに、更年期を迎えたことによる精神的な変化やストレスが、心理面にも大きく影響していることも考えられます。

また、更年期を迎えてなお物理的な苦痛はないが、できることなら夫には応じたくないという女性も多いようです。さらに、ある統計では４人に３人までが「性的欲求が全くない」と答えています。夫の一方的な欲求に応えるのもつらいが、それを拒否した結果、夫の不満と不機嫌さに大変傷ついてしまい、ひそかに悩んでいる妻も多いようです。

しかし、拒否された夫にしてみると、妻の立場や体調は理解できても、協力的でない妻を、愛情が希薄になったと解釈したり、精力の減退期に差しかかってきた自分自身の肉体に対する不安やいら立ちから、妻に冷たく接するようになったり、他の女性を求めるようになって家庭内不和、あるいは家庭内離婚を招くケースすらあります。妻に拒否された夫の性的な欲求処理はどうしたらよいのか、妻の側も真剣に考えてみる必要があるでしょう。

更年期の妻に対する夫の性行為は、まるでレイプされるような苦痛と屈辱を感じるという女性も多いようです。これでは歳をとってからの平和な夫婦関係の維持は望めません。「閉経後は妊娠の心配もなく第二のセックスライフを楽しむとき」という認識もなされている一方で、夫にとっても、妻にとっても、更年期は確かに暗く憂うつな時であり、40代・50代といえば、人生80年時代を迎えた今日、これでは先の老後が思いやられます。

セックスだけが人生ではありませんが、セックスが夫婦和合の最良の薬であることも事実です。しかし、加齢とともに、夫の側も若いときのような精力や回数を求めることもないのですから、夫に今の自分の身体の状態や心理状態を説明して、よく理解してもらうしかないでしょう。そして一日も早く更年期の障害を乗り越えて、再び仲むつまじく和合できる日がくるまで夫婦ともども理解し合い、協力し合い努力する必要があります。

夫からの言い分

更年期を迎えた妻を無理に責めるだけの体力も、精力も、気力もないというのが中高年の、夫側の言い分です。もちろん誰でもそうだとは言いませんが、妻に求められても、これに応えられず、タヌキ寝入りを決め込んでいる夫が多いのも事実のようです。夫の側は妻に対する義務感から、不肖の伜にムチを打ちながら頑張っている人も多いのです。

男性の性にまつわる数々の根も葉もない風説、サイズ、回数、何歳まで現役でいられるか、等々の俗説のために『精力の曲がり角』に立っている夫たちのなかには、あせりや苦痛を感じている人も少なくはないようです。男は加齢に加えて、中年時代に見舞われがちな、強いストレスによる抑うつ状態になっている人も多く、退職、職場の変更、管理職の上下関係の板ばさみ、子どもの教育、将来および定年後における不安、体力や健康の不安、金銭の不安等々からインポテンスに陥ってしまう人も多いようです。

まして長年連れ添ってきた妻に責められると、恐怖心すら抱くといいます。ある統計によりますと、過去一年の間に、妻と一度も夫婦の関係を持ったことのない50代の男性が、なんと50％もいたのには驚きです。そして、それら50％の男性が、妻以外の女性とならセックスが可能か、との質問になんと48％がイエスと答えているのです。

前項において「夫から性行為を無理じいされて苦痛である」とする妻側の言い分と、全く反しているのです。ことが下半身の問題であるだけに、正しい確率をつかむことは難しいわけですが、夫と妻の言い分は夫婦げんかのようなもので、どっちもどっちというところではないでしょうか。

私が大変親しくお付き合いをしている某夫婦はどちらも同じ71歳ですが、最低、週に1回、通常は2回くらい夫婦関係を持っているといいます。お二人とも大変お元気で、しかも羨ましくなるほど仲むつまじく、愛し合っているのがよくわかります。更年期だからとか、歳をとったからと考えずに、もっと自然体で健康に気をつけながら、お互いを思いやる暖かい心と、理解し合う協調の心を持つことが、生涯、幸せな夫婦の歴史を築いてくれるのではないでしょうか。

私の親しくしている知人に87歳の老紳士がおりますが、先日、久し振りにお会いする約束をしていた日の朝、私宛に電話があり、「すまない！今日約束で伺う予定でしたが、ちょっと体調を崩してしまったので、改めて伺います」と電話がありました。この老紳士が普段から驚くほど健康でお元気な方でしたので、「まさか御病気に?」と思いました。

頭脳も明晰で、姿勢も良く言葉もしっかりしており、耳も遠くはならず毎日バリバリと働いておられ、まさに「生涯現役」を地で行くような方でしただけにショックは隠せませんでした。

ところが数日後、彼は大変お元気そうに私を訪ねてこられたのです。そして、「いやぁ、この間はゴメン!ゴメン!年寄りの冷水でしてね」と言うのです。「えッ、何が年寄りの冷水なのか?」きょとんとしている私にこう言ったのです。「ここだけの話、実は恥ずかしいんだけど、久し振りに彼女と○○をしたんだが、歳を忘れて張り切り過ぎちゃって○○の後、そのまま朝まで裸で寝てしまい、風邪をひいちまってね!」というのです。

私は思わず苦笑してしまいましたが、この老紳士の「悪びれない告白」に少し「ホッ」としてしまいました。

●第4章●

女性からもセックスの時代

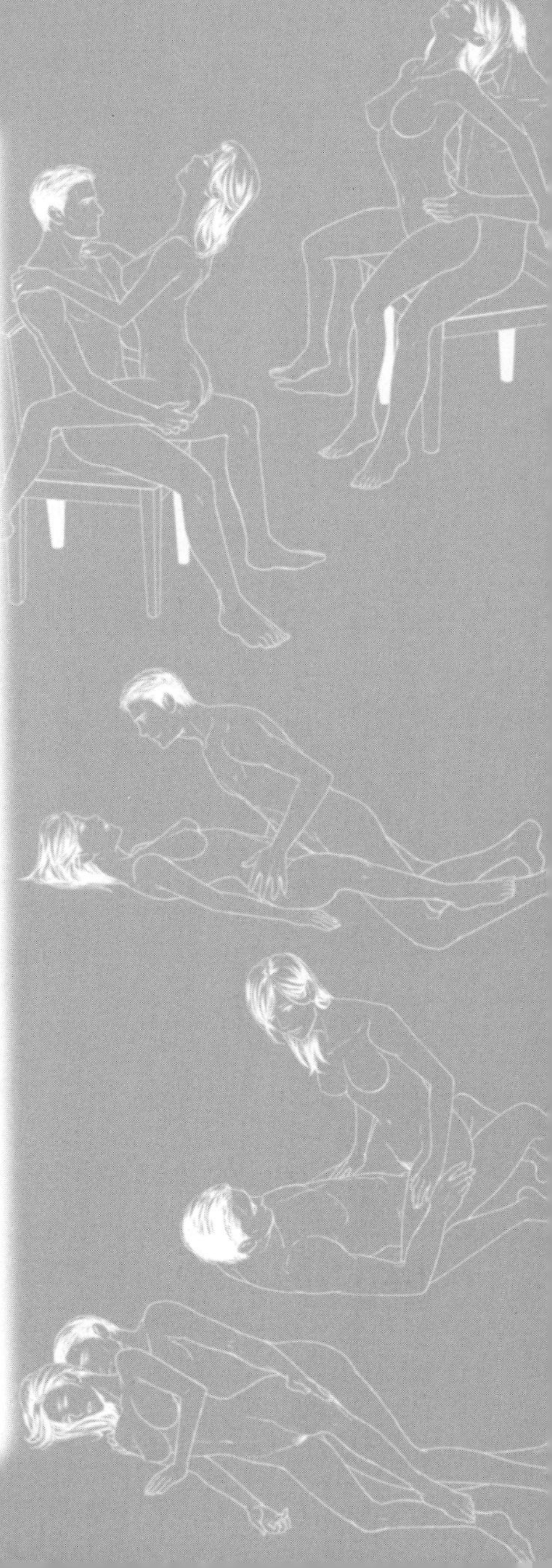

⚤ 1. いくつになっても男と女

最近では夫婦に限らず、男女のセックス観が変わってきました。セックスレスカップルが多くなっている一方、セックスを日常生活の中に積極的にとり入れている女性も多くなってきました。その気があるときは、自分から「セックスしようよ」とか「ねぇ、今晩しよう」と女性の側からも積極的に働きかけ、婉曲な表現ではなく、ズバリ、「セックス」を口にするようになりました。もし、相手があまり気乗りしないようだと、彼の体に触れたり、自分のほうから刺激的なポーズをとったりして、積極的な行動をとる傾向にあるといいます。しかも女性の側から求める回数のほうが、男性の側のそれを上回ってきたともいいます。

昔と違って今はセックスをお互いに享受し、分かち合うものであって、男性の一方だけが満足してしまうようでは男と女の関係、夫と妻の関係は成立しなくなってきました。そのために女性の側からアダルトビデオを観ようと提案したり（ただしこのケースでは女性の側が観たいというより、男性の側にその気になってほしいために、手段として提案しているようである）、強壮剤や精のつくものを飲むように勧めたりしています。若い女性が対象の雑誌『アンアン』がセックス特集を組んで話題になったのが1992年で、女性向けの「セックスを愉しむための方法」を解説して30万部を売り上げた『ジョアンナの愛し方』が出版されたのも、実は同じ年なのです。つまり若い女性の間でセックスを愉しむことや、そのことを公言することをタブー視する人が減ったのも、この頃からだろうと言われています。

また、93年には女性専用のアダルトグッズ店「キュリウス」が東京・渋谷にオープンしましたが、来店した女性客はなんと10万人を超えたというから驚きます。

昔、「エッチ」という言葉は今のようにセックスすることを意味しておらず、どちらかというと、「スケベ」の意味が込められていました。しかし、今日では「エッチ」という意味は大変さわやかで明るく、週刊誌や雑誌、テレビでも人目をはばからず、タレントや若い娘がいとも簡単に口にしています。「夕べ彼とエッチした」とか「最近、彼はエッチしてくれない」などとあっけらかんと言います。

「性格の不一致」のみならず「性の不一致」も、のちのちの諸問題の種となり得るため、結婚する前にセックスの相性を事前にチェックするのも、結婚の大切な条件だとする女性も多いといいます。考え方や趣味などが同じだと、長い結婚生活においてうまくいくかもしれないように、性の相性は絶対に欠かすことのできない条件だと考える人が増えているようです。若い女性たちの話を聞いていると、昨今では男と女のボーダレス化が着実に進んでいることを実感させられます。

頭脳労働も肉体労働も過度になると、ストレスがたまって、寝つきが悪くなったり、眠れなくなったりします。アルコールは眠気を促進する働きがありますが、飲みすぎは逆効果になることもあるので要注意です。しかもアルコールの飲みすぎは意外と短時間で目覚めてしまうことが多いようです。ここで導眠剤や睡眠薬に手を出してしまうなどは、全くもって本末転倒です。最も自然に健康的な睡眠をとる方法としても、セックスが一番自然で、何といっても健康によいのです。セックスのあとの快い満足感と幸福感がスムーズに眠りに誘ってくれます。

その場合でも、終わったあと、いつまでも余韻にしたってそのまま起きていたり、タバコを一服したり、話などしていると、また神経が高ぶって眠れなくなってしまうことがありますので　事後は何も考えず、すぐに寝ることが大切です。

ただし、セックスの前には当然のことながらお風呂に入ること。長風呂は避け、ぬるめのお風呂に十分くらい入るのが効果的です。入浴して体温を上げておけば、就寝する頃にはちょうど体温が下がり始めて眠りに入りやすくなります。

⚥ 2. 頭のよい女性ほどスケベ度が高く感じやすい

男と女、どちらがスケベでしょうか？若いころは男のほうがスケベだが、歳をとるにつれ女のほうがはるかにスケベになるといいます。アメリカの『キンゼイ報告』でも、やはりエッチ度の高いのはご婦人方のほうであるといっています。おしなべて、エッチ度の高い女性ほど知能指数も高く、高学歴で高収入であるとも言われています。

この『キンゼイ報告』によると、「女性の教育レベルが、オーガズムの頻度を決めている」といいます。これによるとセックスによって女性がオーガズムに達する頻度は、同年代なら、中卒程度の学歴だと31％に対し、大学院卒ぐらいになると43％にもなるといいます。

要するに学歴がある女性ほど感じやすくなるということです。セックスは生殖器や性器において感ずるものではなく、「大脳で感じるもの」ですから、エッチでスケベな女性ほど、頭がよいというのは不思議なことではありません。

女性のほうが男性より長生きをするのは、スケベ度が高いせい、と考えるのは必ずしも間違ってはいないようです。つまり、これは女性ホルモンとも深い関係があり、男性に女性ホルモンを注射するとやや女性化するものの、その結果は女性並みに長生きができる、という説があるくらいです。

「スケベ」の概念を特定することは難しいと思いますが、要するにセックスに対するものの考え方が柔軟で、想像性（または創造性）や思考性に富んでいる―つまり、頭がよいということにもなるのではないでしょうか。したがって女性に限らず、男でも頭のよい人ほどスケベ度は高いはずということになります。動物の世界を見ても分かるように、一般に大脳が発達している動物ほど愛情の表現が細やかで、性交に至るまでの前戯が長く、しかも人間のように大脳が極端に発達していると性交の体位も複合化してきます。

また、セックスは若さのバロメーターでもありますので、歳とともに性欲の度合が下降するのは、少し寂しいものがあります。この世に生ある限り性欲はあり、その「程度」や「傾向」に個人差はあるものの、男性に限らず女性も同じでしょう。

江戸の名奉行・大岡越前守が、ある事件の参考に呼んだ老婆に向かって「女の性欲はいつまであるのか」と尋ねたら、その老婆は黙って近くにある火鉢の灰をかき混ぜた―という大変有名な話があります。これは女性の性欲とて灰になる（死ぬ）まである、と返事をしたと解釈されるものです。セックスは下半身でするものではなく、大脳でするもの。ですから脳細胞の働きがいい人、頭のよい人ほど、スケベなのです。『スケベ』という言葉が妥当でないとしたら、『**健全なる性欲のある人**』といっておきましょう。

「性欲」のない人間に「仕事のやる気」など期待できません。脳細胞が正常に機能していればいるほど、何事においても意欲が湧いてきます。色白で性欲も乏しいモヤシのような秀才は学校ではとりあえず通用するでしょうが、社会に出たら絶対に通用しません。頭も筋肉も使わないと萎縮症を起こして退化するように、性器といえども使わないで放っておきますと、いずれ役に立たなくなってしまいます。やはり、適度にスケベな人ほど頭もよく、社会に出て成功している人が多いようです。セックスに限らず、快感をキャッチする「快感脳」は大脳新皮質と深い関わりを持っています。つまり､頭がよいということは、大脳新皮質が発達しているということです。ただし、頭がよいといっても、いわゆる机上でのお勉強が得意な「ガリ勉タイプ」で成績がよいという意味ではなく、イマジネーションや感性が豊かな人のことを指しているのです。

恋をしている女性が美しくなるのも、大脳新皮質（前頭連合野）との関連です。もちろん、ホルモンの分泌とも深い関わりを持ちますが、いずれも大脳が関与していることに変わりはありません。

セックスは下半身でするものでなく、大脳でするものです。深い愛情と相互理解、豊かな創造力、繊細な前戯、工夫を凝らした体位こそ長生きの秘訣といえるでしょう。

⚥ 3. セックス上手がいい女の条件

男性は外で風俗関係の女性と遊んだあと、『あの女はテクニックが最高だった…よかった』と歓んでいるくせに、自分の結婚した妻や恋人が予想もしていなかったテクニックを駆使したりすると、この女は元風俗関係の女だったのでは…とか随分遊んできた女だ…と、一方的に邪推して二人の関係を悪化させてしまうケースがあります。これこそ『男の身勝手』というものです。今どき、セックスをタブー視する人はほとんどいないと思いますが、女性も男性と同様、セックスを積極的にエンジョイする時代なのですから、もっと男性自身を研究し、セックス技術を身につけるべきだと思います。愛する男性を悦ばせ、飽きられないセックス上手の女性は、結局のところ「いい女」なのです。逆にセックス下手の男性は女性に飽きられ、捨てられる可能性もあるくらいです。『いいセックス』は健康にも精神的にも非常にプラスになることを、十二分に認識すべきです。愛する男性の愛撫を受けてヴァギナが濡れるということは、副交感神経の働きによって、血圧やコレステロールを制御し、ホルモンの代謝機能を活発にして、潤いのある肌をつくり、美しさに磨きをかけるし、事後のリラックスした気分がストレスを緩和し、精神的な安定感をもたらしてくれます。『いいセックス』を重ねていくことは、女性にとっても男性にとっても、若さを維持することに大いに関係があります。

⚥ 4．味オンチな女はセックスも駄目

味覚が発達している女性はセックスの感度がよく、セックスにおける技術にも優れているといわれています。従って料理の上手な女性は、男性を食卓で歓ばせるだけでなく、床上手でもあるわけです。こういう女性と結婚すれば夫婦円満で幸福な家庭が築けるのはいうまでもありません。

そもそも味覚というのは、甘い、辛い、苦い、すっぱい、といった感覚に歯ごたえや舌

ざわりなどが加わった、総合的な口腔の皮膚感覚だといわれています。つまり、これが発達しているということは、神経が繊細で微妙な刺激に対して、敏感に反応するということです。皮膚感覚のなかで最もデリケートな部分が開発されているのですから、他の部分も当然、、感度がよくてあたりまえです。その上、女性の性感帯は口腔と同じように粘膜になっている部分が多く、男の愛撫を敏感に受け入れる下地ができ上がっているのです。ともあれ、味オンチな女性だけは避けた方がよいのではないでしょうか。結婚してもどっちみち美味しいものを食べさせてもらえないのですから。

⚥ 5. 料理が得意な女性は感性も豊か

人間は考える葦である―しかるにエッチなのです。人間が他の動物と根本的に違うのは**脳細胞でセックスをする**からです。つまり、簡単にいえば脳のよしあしが、セックス上手か下手かにもなるわけです。人間には考える、創造するという知性や、感情を抑制できる理性が備わっています。すなわち、人間が最も人間らしいのは本能的なものだけではなく、よく考え、工夫し、バリエーションに富んだセックスができるのも、人間だけの特権です。

ですから、ワンパターンのセックスしかできない人は、犬猫と変わらないことになるのです。

ところで、夫婦間におけるセックスは料理と同じで、和風、洋風、中華風はもとより、世界各国の料理を味わうように材料も味付けもいろいろあるものです。たとえ素材が悪くても料理方法によって、いくらでもおいしくすることができます。生で食するか、焼くか、煮るか、炒めるかによっても料理はさらに変化しますし、日本料理のように目で賞味し、舌で味わう料理などは、盛りつけの美しさに加え、食器の選択一つで、料理の味もまた一つ変わってきます。そこにほんの少し創意と工夫があれば、ユニークな料理が楽しめるし、飽きることもないのです。

夫婦間におけるセックスが、創意工夫のないワンパターンに陥ることは、毎日決まった定食を食べるようなもので、長い夫婦生活のなかで飽きがくるのは当然です。夫婦の間でお互いに話し合い、考え、工夫すれば、夫婦生活はいつまでも新鮮で家庭は円満となります。

それを、「こんなことは女房とはできない」と、亭主は一方的に決めつけ、女房とできないことを他に求めると——これが浮気や不倫を誘発することとなります。

女房は女房で「そんな恥ずかしいことは私にはできない——それは変態ではないの」とこ

れも一方的に決めつけてしまう。そして、結局のところ犬猫並みにワンパターン化し、夫婦生活にも秋風が吹き始めてきます。そもそもセックスとは何か、何のためにするのか、その本当の意味が分かっていないのではないでしょうか。

夫婦はお互いに、男と女であることの**それぞれの立場を理解し、それぞれの身体や体調の違い、本能的欲求の違いなどを理解し合うとともに、思いやりと愛情を育てつつ、夫婦間のコミュニケーションを熟成させなければなりません。**そのなかでじっくりと時間をかけて、二人だけの新しい夫婦円満のセックス技術を開発してもらいたいものです。

いずれにしても、多面的に賢い（学歴とは関係がない）人ほど、性別に関係なくエッチ度は高いということです。さて、あなたのエッチ度は高いでしょうか、低いでしょうか。

6. いい女とブスの違い

「いい女」とは見かけの美しさだけではありません。心も身体も健康的な女を「いい女」といいます。『美人は3日で飽きるが、ブスは3日で慣れる』という話もあるくらいです。飽きる、と慣れるでは実に大きな差があります。飽きるとイヤになりますが、慣れると魅力さえ感じてくることもあるので不思議なものです。歳をとってもいい女はいいという。どことなく品位があって、物腰がセクシーで、話し方にも教養がにじみ出ている御婦人は実に魅力的です。

中・高年の男性の眼から見て「いい女」または「ブス」と感じるのはどんな女かを探ってみました。

いい女は

- タバコを吸わない
- 素顔がきれい
- 健康的である
- 笑顔を絶やさない
- 歳に相応しいおしゃれができる
- 品位と知性がにじみでている
- 常識とマナーを心得ている

- 常に旬（新鮮）な心でいる
- 自分の欠点を自覚している
- 自分が常に女性であることを意識している
- 自分の個性を生かしている
- 料理が上手である
- いくつになっても羞恥心を忘れない
- 上品だが夜はセックス上手である

ブスは

- 歩きながらタバコを吸う
- 大酒飲みである
- 厚化粧をしている

- ●見るからに不健康である
- ●笑顔がない
- ●おしゃれにセンスがない
- ●下品な感じがする
- ●非常識でマナーが悪い
- ●若いのにおばさんじみている
- ●自分の欠点に気づいていない
- ●自分が女性であることを忘れている
- ●人前で化粧をする（車内などで）
- ●羞恥心を忘れている
- ●ブランド品ばかりを身につけたがる
- ●ジャラジャラとアクセサリーばかりをつけたがる
- ●香水の匂いが強すぎる
- ●ダイエットで不健康にやせている
- ●口臭がする

● 乗り物に乗ったとき、少しでもアキがあると強引に座りたがる
● 車内で脚を組んで人の迷惑を省みない
● 混んでいるのに車内の椅子に自分の手荷物を置いている
● 並んでいるのに平然と割り込む
● 他人の噂や陰口ばかりをいう
● ジュースやアイスクリームばかりを食べたがる
● 便秘をしている
● 料理下手で味オンチである
● 嘘ばかりつく
● 口から産まれたおしゃべり屋さん
● 卑猥な話を声高に平然とする
● 下着が汚い（下着にセンスがない）
● ピルを多用したり、避妊リングを装着して誰とでもHをする

⚥ 7．結婚できる脳、できない脳

◆恋愛脳

恋愛はしても結婚はしたくないか、しなくてもいい、という人が増えています。確かに恋愛と結婚は違います。恋の始めはドーパミンホルモンが沢山分泌しますが、時間が経つにつれ刺激もなくなり、分泌量は徐々に下降します。

すると恋愛関係の維持に疲れを感じ、ときには煩わしくさえなってくることがあります。これは恋愛の終末期でもあります。恋愛脳は最初重く、時間が経つにつれて軽くなります。

◆結婚脳

恋愛から結婚に至るケースが自然ですが、恋愛期間が長過ぎるとドーパミンホルモンの分泌が減少して、結婚に対する欲望も期待感も徐々に後退します。結婚願望は安定感をもたらすセロトニンホルモンによります。

ドーパミンの分泌が盛んになって燃えるような恋をしていて、もしこの人と二人だけで、いつもず～っと一緒にいたい、暮らしたい、できれば子どもが欲しい…と思ったら、脳内はセロトニンという安定感を与えてくれるホルモンが増幅していると考えられます。

◆離婚脳

結婚生活が3年以上も経過するとセロトニンやGABAなど安定感をもたらせたホルモンに慣れ、刺激がなくなると倦怠期に入ってきます。特に子供がいない夫婦の場合は、かなり深刻になるケースもあります。

時には配偶者の存在がうっとうしくさえ感じたり、逃避したくなるのは、ノルアドレナリンホルモンの仕業です。新しい刺激や快感を求めてドーパミンやアドレナリンホルモンが分泌量を増すのもこの頃です。脳が徐々に離婚思考に傾き始めますので要注意です。

◆熟婚脳

若い頃には恋愛脳もそれなりに働いたけれども結婚には至らず、仕事に追われたり、気ままな独身生活を十分エンジョイしてきたが、年を重ねるにつれ、40代に入ってから独り身の淋しさを感じ始めると熟婚脳が強く活性化します。この時の脳は人生における様々な経験をしているだけに、異性を冷静に選別する脳が働いています。そのため、ドーパミンホルモンの分泌よりセロトニン、アセチルコリンが大きく作用しており、何事においても冷静に処理できるようになりますので離婚に至るケースは少ないようです。

◆「SEX」脳

「愛する人とのいいセックスは健康にいいし、気持ちも穏やかになり、女性は艶やかになり、キレイになります」これは幸せ感が得られるドーパミンやセロトニンの分泌が促されるからです。

「セックスは脳でする」と言われますが、前頭葉の大脳新皮質の働きが大きく関係しているのです。『好き』という感情に想像力や精神的満足感などが視床下部に性腺刺激を与えてドーパミンホルモンを分泌します。

しかし、ストレスを受けると性ホルモンの分泌量が減ったり止まったりします。その結果、女性は月経が止まったり不順になったり、男性はインポテンツ（ＥＤ）になったりします。

こうして脳を五つに分類してみました。

あなたが結婚できる脳か、できない脳かは、その時々のタイミングにもよります。たまたま恋愛脳から結婚脳に発展しても結果的に離婚脳に辿り着いてしまうことも、離婚脳から再び恋愛脳を呼び込んで再婚してしまうこともあるかも知れません。一度離婚脳を経験していますので、今度は以前より慎重で初婚時の脳より落ち着き安定した傾向が見られます。

大恋愛をして結婚はしたが、様々なトラブルをかかえて離婚しますと再び恋愛脳がうまく機能せず、そのまま独身を通してしまうケースも多いようです。

その点、熟婚脳は社会経験や人生経験が豊富で気楽な独身生活を永い間堪能してきましたので、人生における一種の妥協のようなものができ上がっており、安定した脳と言えるでしょう。しかし、恋愛脳やセックス脳が元気ですと、お互いに干渉し合わない「通婚」で安定した男女の関係を維持している人もいるようです。

結婚できる脳か、できない脳かは、そのときどきに於いて最も落ち着ける状態の脳が幸せか否かを決めてくれると言えるでしょう。

第5章

セックスレスの解消法と強化法

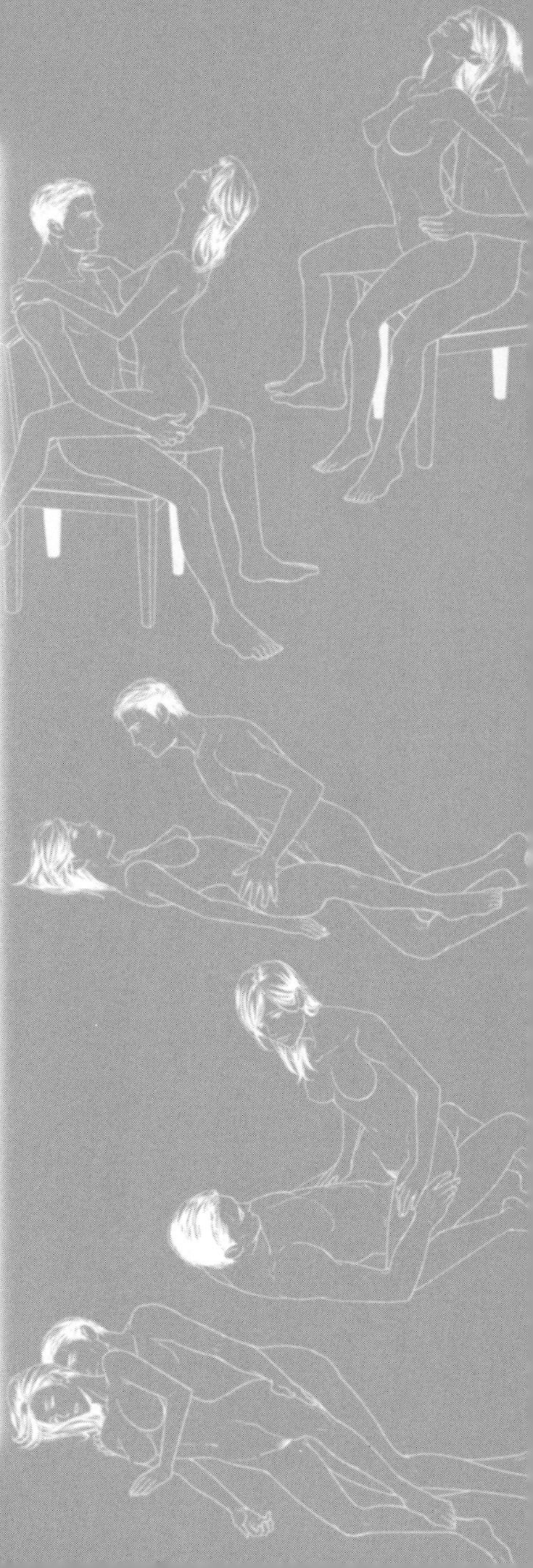

⚥ 1. 忘れてはならないセックスの必要性

最近の若い夫婦でも子供ができたりすると、その後、夫婦の関係が1年も2年も途絶えてしまうというカップルが増えているようです。セックスは何のためにするのか、解っていないない人が多いように思います。生殖の手段としてあるのは当然のことですが、夫婦間（または男女間）の愛情の確認であったり、若さや健康を維持するためのホルモン代謝の分泌促進であったり、動脈の活性化やコレステロールのレベルを下げたり、心臓病を予防したり、ストレスを抑制したり、夫婦間（または男女間）の信頼関係や人間関係の再確認であったりするものです。

愛し合っていないならともかく、愛し合っているのに、セックスしたくない妻、できない夫が増えているといいます。その原因や理由はまちまちでしょうが、いずれもセックスに対する正しい理解や研究、努力の不足に加えて、氾濫する性風俗産業の影響もかなり大きいものと思われます。

今や人間に限らず、自然においてもオスの繁殖力が衰退し、メスのオス化傾向が増大しているといいます。その結果、生息数の減少という事態が起きており、これと同じような現象が人間社会にも起きているわけです。

セックスレス研究の第一人者で精神科医の阿部輝夫医師は、人間の性欲退化について次のように述べています。

「昔、男はセックスをしたいと思ったら、強引に押し倒してでも目的を達成しようという猛々しさがありましたが、今はそういう男は野蛮で女性に嫌われてしまうと思って、紳士をとり繕っているといいます。セックスもマニュアルに則ってするので、マニュアルから少しでもはずれてしまうとパニックになってしまう」と。

最近は精神科医を訪れる患者のトップがうつ病で、次いで第2位が性障害のセックスレスだといいます。この性交回避の患者に共通しているのは高学歴で、弁護士や公認会計士、一流企業のサラリーマンなどであるといいます。そして彼らのほとんどが、一人っ子で育ち、恋愛経験が乏しく、受験勉強に追われて育った過去を持っていたということです。これは成育の途中で親や社会から過度な期待をかけられ、過大なストレスを受けたことによるものと考えられます。

それに現代人の食生活は精製された加工食品ばかりで、本来それらの食品に含まれているはずのレシチン、亜鉛、セレニウム、ビタミン類など、性能力を高めてくれる栄養素が欠乏していることも、この現実に拍車をかけているようです。

そもそも、人間の本能的な三大欲望の一つである性欲がなくなったら、人生は終わりです。もちろん、セックスとはインサートしなければ達成し得ないものとは限りませんが、少なくともそこには何らかの愛情が伴わなくてはならないものです。**愛情さえ伴っていれば、いわゆるインサートなきセックスは十分成立するものと考えられます。**このようなケースは、双方または一方に肉体的障害を持っているとか、高齢者の場合などがそれです。

しかし、まだ十分に性交渉が持てる年齢でありながら、肉体的な障害もないのにできないというのは困りものです。これは精神的なものが大きく作用しているものと思われます。

例えば、

① 相手に全く愛情を失ってしまい、異性としての魅力すら感じなくなってしまった

② 妊娠中および産後、性交渉を避けているうちに、妻が性交渉を極端に嫌うようになってしまった（子供への愛情と子育てへの情熱から夫婦の交渉を絶つようになった）

③ 何度も避妊に失敗し中絶しているうちに、妊娠恐怖症からセックス恐怖症になった

④ 一方が性病にかかったため、セックス恐怖症に陥った

⑤ タバコや酒の飲みすぎで不能に陥った

⑥ 潔癖症から不能に陥った
⑦ ソープランドやファッションマッサージ、SMなどいわゆる風俗での遊びが過ぎて、家庭でのノーマルなセックスに興味を失ってしまった
⑧ アダルトビデオなどの観すぎから、セックスよりマスターベーションを好むようになってしまった
⑨ 同性愛に陥ってしまった
⑩ 夫婦としては特に問題はなかったが、不倫に走ってしまったなどです。

セックスレスには人それぞれの理由があるようですが、「セックスをしないでも別にどうってこともないし困ることもない」などと考えているとしたら、とんでもない間違いです。セックスがいかに健康によいかはすでに述べましたが、逆にセックスレスの時間が長く続くと動脈硬化を促進したり、コレステロール値を上げてしまうことにもなりますので、可能な限りセックスは続けるように意識すべきです。

もしも、相手がいなければ、マスターベーションでも、しないよりましかも知れません。健全なセックスの機会を持とうとするならば、それだけお酒を飲む量を減らす必要もあるし、タバコをできるだけ控える必要もあります。

本当に強精効果を期待するならば、栄養学的・医学的見地からも、健康食品のレシチン、マルチビタミン、ペプチド（高タンパク質）、亜鉛、ＤＨＥＡ，フェヌグリーク、セレニウム、コンドロイチンなどを多く摂るようにしたほうが必ずや良い結果を得ることでしょう。

しかも、これらは男性特有の前立腺肥大の予防や治療にも役立ち、血圧の安定や心臓・腎臓・肝臓障害、ボケの予防や治療にも大いに役立ってくれるので、とくにお勧めしたいところです。いずれにしても、このようなものは即効を期待せず、根気よく継続して、体細胞の若返りを図ることが大切です。

いずれにせよ、セックスレスを続けていると、性格も短気になったり、集中力がなくなったりし、自己中心的な性格が形成されやすくなり、対人関係がうまくいかなくなります。異性に対しても素直に自分の感情が表現できず、むしろ殺伐とした粗野な性格に変わって、人から嫌われるようになります。肉体的に使用しない筋肉は足腰に限らず、男性自身も、女性自身も退化し、『萎縮症』に陥っていくのです。

要するに本当の意味での不能に陥ってしまわないように注意が必要なのです。**セックスは単なる排泄行為ではなく、男女の愛情を確認する行為であると同時に、健康増進行為で**もあるのです。

ただし、20代あるいは30代前半の夫婦間におけるセックスレスは、何らかの精神的な問題が根本にあるので、セックスカウンセラーや専門医の指導を早急に受けるべきです。見て見ぬふりをしても、夫婦間の溝は広がるばかりで、極めて近い将来、不幸な結末を迎えることにならないためにも。

また、長年連れ添った夫婦の間では、コンドームの使用が二人の間に精神的な薄い壁をつくってしまい、夫婦生活に支障をきたしているケースが多々あるといいますが、お互いに、思いやりと愛情を持ったコミュニケーションで解消され得る問題の一つではないでしょうか。

2. もっとセックスの体位を工夫しよう

人類が二足歩行するようになったのはおよそ３５０万年位前のことだといいます。二足歩行するようになってから対面性交ができるようになったわけですが、同時に体位のバリエーションも広がったのです。ゴリラの体位でさえ5種類もあるというのに、知能の高い人間がゴリラよりも体位の種類が少ないというのはどういうことでしょうか。

人間にとってのセックスは「交尾」だけが目的ではなく、「コミュニケーション」なのです。人間の脳は300万年以上もかけて450グラムから1350グラムまで巨大化したのです。人間はその進化に伴い、視覚、嗅覚、聴覚、触覚、味覚などの感覚が大脳皮質に送られ、これらの情報によって大脳新皮質は性欲を膨らませ、性行為を起こすのです。セックスに伴う快感は神経細胞の中の快感中枢によって起きます。快感神経の情報は中脳から視床下部をかすめ、大脳辺縁系を通り、最終的には大脳新皮質の前面で意欲や思考を司る前頭連合野に達します。しかも人間の前頭連合野は猿の10倍もあるので快感は動物とくらべて雲泥の差です。夫婦のマンネリ化は性交の体位を変えることによって補うこともできるのです。

人間には考える、創造する、などの思考能力があるのですから2人で温泉にでも行ってじっくりと工夫してみるのもよいでしょう。この「工夫」に至る過程がすなわち、「コミュニケーション」の始まりとなるのですから。

（巻頭のイラスト集を参考にしてください）

⚥ 3．大人のオモチャや補助器具を研究してみよう

そもそも大人のオモチャという表現は下品な遊びや変態を連想させてよくありません。これは立派な性具であり、性技の中の必需品でもあります。病気や肉体的欠陥がない限り、若い方には余り必要がないかもしれませんが、中年からの夫婦生活にはぜひ採り入れて欲しいものです。『性は生なり』ともいいます。生きるためには性は必要であり、夫婦が円満な性生活を維持する手助けとなり得るものです。ただし、これは夫婦間の十分な理解と話し合いの下に行わなければなりません。また何でもかんでも、むやみやたらに採り入れてよいというものでもありません。**2人でよく考え研究して、品質の良いもので自分達の年齢や体調に相応しいものを、じっくりと選ぶ余裕が欲しいものです。**また使用時に際しては、決して無理をしないことが大切です。愛情のコミュニケーションとしての前戯用ですから、これに対する2人の心が十二分に開かれていないと逆にお互いの心に傷をつけ、時には肉体にも傷をつけかねないので相手への思いやりが必要です。また、高齢になるに従い、勃起不全になりやすくなり、それが原因で焦りから不能に陥るケースもあります。

こんなときは見栄を張らず、無理をせず、男性自身の「お助けマン」というべき補助器

具の力を借りるべきです。これは骨折した手や脚に添え木をあてる原理を応用したもので、勃起不全や半エレクト、中折れ状態の男性自身をシャキッとさせてくれる補助器具の一つでもあります。また「包茎」などで物理的に支障を来している場合は、一回の手術ですっきりしてしまう方法もありますので、専門医に相談されると良いでしょう。

4．アダルトビデオやセクシーな下着で活力を

ブロック崩しや円形のボカシの入ったアダルトビデオほど猥褻なものはありません。アダルトビデオが芸術だとは思ったことはありませんが、あのボカシが実に猥褻な演出となっているようです。刑法第１７５条『ワイセツ文書、図画其他ノ物ヲ頒布、若クハ…』に該当するのはボカシの入ったアダルトビデオのほうではないかと思われています。

もし、ボカシが入っていなければ少なくとも肉体的には健康な男女が愛の交歓をしている画面に間違いなく、しかもこれは世の中の男と女なら誰でもする行為です。もしもこれが猥褻行為なら、国家の元首たる総理大臣も、警視庁長官も天皇陛下もみんな猥褻行為をして子供をつくったことになります。個人が自室やホテルの部屋で、これらを観たところ

で公然猥褻には当たらないのではないでしょうか。ところが日本では、あの猥褻なボカシが入ったものを映画館でも公然と認めていますが…これこそ猥褻物陳列罪になるのではないでしょうか。見えそうで見えない苛立ちもあり、かえっていくらでも悪いことが想像できるのでかえって危険なのかも知れません。法律論争はともかく、中高年がアダルトビデオを膝を抱えて一人寂しく自室で観ているなんていうのは、想像するだけでもゾッとします。このようなものは、恋人や夫婦で一緒に鑑賞してこそ、その意義と価値があるものです。視覚も前戯のひとつです。長年連れ添った夫婦でも自分たちと違った世界の愛戯を観賞するだけで性ホルモンの活性に大いに役立ちます。また、最近は女性の下着も大変セクシーなものが出回っています。ショーツもＴバック、Ｔフロント、ボトムレス、フロントレス、バックレス、ヒモ付スキャンティなど色も形も様々です。パンティストッキングもパンティレスパンティストッキング（パンティ不要のパンスト）、ボトムレスパンティストッキングと種類も豊富です。その他、セクシーな下着はたくさん出回っているので夫婦でカタログでも見ながら選ぶのもよいでしょう。もちろん実用的でないものもあるでしょうから、夜になったら前戯の一部と思って、お風呂上りには思い切って変身して御主人を歓ばせてみてはどうでしょうか。

⚥ 5．SMチックにペーパータトゥー

最近若い女性の間でワンポイントの可愛いタトゥー（刺青）が流行っています。頬や手の甲、腕や胸や脚などに花や、蝶、鳥、蛇などを入れています。一見、本物の刺青より綺麗でお風呂や海に入っても一週間くらいはもつといいます。それに飽きたらいつでもコールドクリームを使えば、取り除くことができるので好評です。しかも、これは身体の見える場所だけでなく、海水着を着ても見えない場所にも貼ることができますので、むしろそれが静かなブームを呼んでいるようです。つまりマンネリ化した夫婦の間でこれを秘密の場所に貼り合えば刺激的で回春効果も得られるでしょう。また、もっと刺激的になりたいと望む御夫婦なら、ＳＭにチャレンジしてみるのもいいかもしれません。ただし、これは趣向の点で食い違いが起きる場合もありますので、相互理解ができるようになるまで無理をせず、十分に時間をかける必要があります。どちらがSにしろMにしろ、信頼関係と深い愛情がなくてはできないことです。知的レベルの高い人にこの趣味が多いと聞いていますが、心と肉体に傷さえつけなければ、他人に迷惑をかけるわけではないのですから、これも性技のひとつとして考えてもよいのではないでしょうか。

⚥ 6. 男性機能亢進の秘策

男たるもの、若いころは毎朝、硬い勃起で目覚めたものだと言われていますが、男性の性ホルモン（テストステロン）は、加齢とともに悪玉のＳＨＢＧというセックスホルモンが増加して、善玉の性ホルモンであるテストステロンの働きを妨害するのでポテンシーが低下してきます。

歳をとると、夜のセックスがうまくいかないケースがよくあります。これはテストステロンがＳＨＢＧに邪魔されるほかに、疲労やイライラ、不安感、アルコール、タバコ、太りすぎ、ストレスや前立腺肥大、機能低下によるコンプレックスからくる焦りなどによって、さらに不能に陥るケースが多々あります。そんなときは無理をせず、休日の朝方のセックスをお勧めします。これは男性ホルモン（テストステロン）の分泌が、24時間のうち、夕方と朝方にピークになるからです。

また、性交の体位も加齢とともに疲労を感じさせない側臥位などを工夫すべきでしょう。ただし、朝の性交の前には十分な水分を摂取してからでないと、血液の粘性が高まり、脳卒中や心筋梗塞を招くおそれがありますので注意が必要です。

男の性的能力向上の十カ条

①　精管結紮（パイプカット）はしない
②　向精神薬や高血圧治療薬、抗生物質は避ける
③　アルコールは控えめにする
④　禁煙する
⑤　激しい運動は避け、一日1万歩を励行する
⑥　車の運転をしない
⑦　良質の高タンパク質をとる（チーズ、魚、納豆、味噌等）
⑧　大豆レシチン、複合ビタミン、亜鉛、DHEA、フェヌグリーク、ペプチド、セレニウム、コンドロイチン等をとる
⑨　夢や希望、目標を持つ（生甲斐を持つ）
⑩　異性に対する関心を抱くこと（想像力を豊かにする）

女の性的能力向上の八カ条

①　向精神薬や高血圧治療薬、抗生物質は避ける
②　アルコールは控えめにする
③　禁煙する
④　肥満ぎみの人はダイエットをする
⑤　おしゃれをする（下着も）
⑥　肛門を閉じたり開いたり、膣の収縮訓練をする
⑦　大豆レシチン、ＤＨＥＡ、ビタミンE、亜鉛、セレニウム、コンドロイチンをとる
⑧　夢や希望、目標を持ち、常に異性に対する関心を抱くこと

●第6章●

男と女の——あ・ら・か・る・と

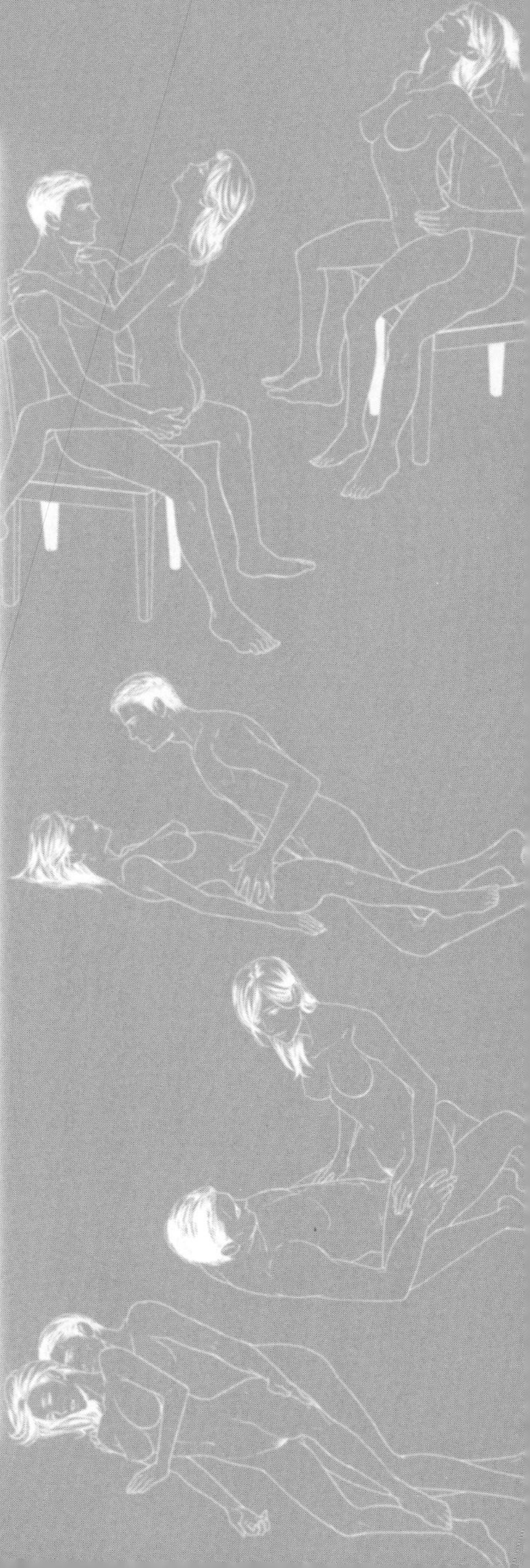

⚥ 1. 経口避妊薬（ピル）は要注意！

最近ピルを服用する女性が増えてきておりますが、自分自身が気づいていない、いくつかの副作用が問題になってきています。婦人科の専門医は低用量ピルはまったく安全です――と言っているのですが、何人かの内科医や病理学の医師に伺いますと、将来的に心臓疾患を招く可能性が高いのは常識的ですが、若いのに更年期のような症状がでたり、「心の病」とも言われるような不安やイライラ、ムカムカ、食欲不振、疲労感や脱力感、集中力の欠如に頭痛などや妊娠初期に起きる乳房の痛みや少量の不正出血が見られるのも、しばしばこれが原因であるといいます。また、将来的には妊娠して出産した場合でも内臓奇形児や自閉症、ダウン症になる子どもまで多くなってきているようだと心配されています。

もともとピルはホルモン剤で薬物です。薬物を長期に亘って服用することがいかに身体に悪いかぐらいのことは誰でも知っているはずです。ピルはホルモン剤ですから内分泌系に異常が起きると当然自律神経系や免疫系にまで影響が出てくるのは恒常性（ホメオスターシス）の維持の上からも当然のことと言えます。もっともピルを服用すれば生理機能は常に妊娠状態にあるわけですから、体に何らかのリスクがかかるのは自然の道理です。

1人っ子政策をとっていた中国では最近ピルを服用する女性が増え、ここ7年間で自閉症児が10倍にもなり、さらに奇形児が年間で250万人以上も産まれていることを考えると、この影響がないと言い切ることはできないのではないでしょうか。肌が綺麗になるとか、一時的な快楽のために自分や子供の人生を狂わすことのないように慎重になるべきでしょう。もし、どうしてもピルを必要とするならば、経産婦の方で、もうこれ以上子供は十分であるとお考えの方のみに限るべきではないでしょうか。確かに、ピルは避妊目的以外に月経困難症や子宮内膜症、子宮体ガンなどの治療や卵巣ガンのリスクの軽減、不妊治療をはじめる前の処置としてなどにも使われることもあるようです。

その他、ニキビの治療、ムダ毛を薄くしたり、豊胸効果などにも使われますが副効用のあることも知っておく必要があります。緊急避妊目的のピルはアフターピルとも呼ばれ、性交渉後24時間以内の服用で95%、72時間以内の服用でも75%もの妊娠回避効果があると言われておりますが、アフターピルは他のピルよりも副作用が強いことで知られていますので要注意です。

フリーセックスの時代とは言え、ピルは無秩序な性行為や不道徳な男女交遊のために使用することだけは避けてほしいと思います。病気の治療としての使用や自分の意に反するレイプ被害に遭ったり、予期せぬ避妊の失敗時など、妊娠から女性を護る目的のみに限られ、安易に手を出すべきものではありません。

ところで、西欧では一般に「精液の一滴は四十歳の血液」と言い伝えられており、その説の起源は遠くギリシャ時代の哲学者、数学者のピタゴラスにまでさかのぼるとされます。ピタゴラス教団の徒は、生命力の保持のために一生童貞でいることを誓わされたともいわれ、西洋哲学の祖であるガレンも、「精液の放出は、生命力の放出であるから、できるだけ差し控えよ」との教えを残しています。

現代でも、これに類した教えが広く流布していますが、現代の性医学者は、「精液の放出は唾液を吐くのに類した行為」と見ています。それは放出された分だけすぐに肉体が補給してくれるという意味です。そしてその補給能力は放出が繰り返されるほど高まるというのです。

精液は前立腺や睾丸で製造されます。これは唾液と同じで必要に応じてどんどん生産されるので、いくら射精しても足りなくなることはありません。むしろ適当に射精していないと、体内での精液の在庫が溜まり、若い人なら夢精してしまうからいいのですが、びんの中の水と同じで溜めておくだけでは水は腐敗してしまいます。精液も同じで、ある程度新陳代謝を行ったほうが再生産能力にはずみがつくわけです。

⚥ 2. アンダーヘアー脱毛（剃毛）の是非

日本は欧米に比べて、アンダーヘアーに関しては後進国です。欧米ではアンダーヘアーの手入れは当たり前だと言われていますが、その発端は19世紀にヨーロッパで毛じらみが流行したのがその一因だとか。フランスではアンダーヘアーが不快な臭いのもととして思春期から処理やケアーを行っているといいます。イスラム圏でもアンダーヘアー除去の習慣があるといわれ、日本でも水着のシーズンになるとアンダーヘアーの手入れをしている女性が多いようです。年々ビキニの水着もかなり小さくなり際どく切り上がっているものもあるので、それも仕方がないでしょう。ただ剃毛といっても会陰部の全てを剃るのではなく、Vライン、Iライン、Yライン、Oラインと、人によってそれぞれ違うらしい。

因みに、4つのラインカットについて説明しておきましょう。

Vラインカット＝立ったまま、脚を閉じた状態で見える範囲の毛を剃ること

Iラインカット＝会陰部の両側の毛を剃ること
Yラインカット＝VとIを合わせた部分の両方の毛を剃ること
Oラインカット＝肛門の周りの毛を剃ること

最近流行した海外ドラマやハリウッド映画に出てきた「ブラジリアン・ワックス」の影響もあってか、日本でもアンダーヘアーのことが話題になり、エステやクリニックに脱毛に通う人が増えました。そもそも欧米ではアンダーヘアーの手入れが、どうしてそんなにポピュラーになったのでしょうか。欧米では妊婦さんが出産の時、陰毛の手入れをするのが自然で、当たり前のエチケットであり、出産直後に会陰部の切開縫合が行われますが、たまに陰毛まで縫いこんでしまって引きつりを起こさないためでもあるといいます。それと性交中に陰毛を巻き込んで、怪我をすることを避ける意味もあるといいます。

また生理中の経血が陰毛にべったりとついたり、乾いた時のパリパリした不快を避ける意味もあるようです。

一方で、コンドーム装着時に陰毛を巻き込まないように、また性器自体を大きく見せる目的で、男性が陰毛を除去するケースも見られてきているようです。

そもそもアンダーヘアーは何のためにあるのでしょうか。考えてみても特にプラスになると思われることはあまり浮かんできません。ただ男性の側から見た時、余りにも広い範囲で剛毛だと威圧的で男性の側が引いてしまいそうになるという人もいるようです。もっとも中にはその方がいいという男性もいるようですが。いずれにしても多くの男性からは余り好まれないようです。それでは、綺麗さっぱりとツルツル（パイパン）の状態が良いかと言えば、賛否両論でこちらも何とも言えません。要は相方や自分自身の好みに任せるというのが一番良いのではないでしょうか。

これまで腋毛を剃るのが女性の身だしなみとなっていましたが、日本でも最近、陰毛を剃る女性が増えてきたようです。近い将来、日本でも欧米並みになるかもしれません。欧米の最近のアダルトビデオを観ると、女性のほとんどが、全てのアンダーヘアーを綺麗に手入れしており、男優でも九割以上が剃毛をしています。

健康に良いのか、悪いのか何とも言えませんが、これが時代の流れかもしれませんね。

⚥ 3. 男と女の脳はおもさがちがう

男の脳は女の脳より一〇〇〜一五〇グラムも重いといいます。もっとも脳は「大きいばかりが能じゃありません」牛や象も人間よりは遥かに大きい脳をもっていますが、人間より秀れていると思っている人はいないでしょう。体が大きければ脳も大きくなって当然です。脳の大きさや重さと、知能とは全く関係ありません。

ただし、人間は男性も女性も2つの性欲中枢をもっており、1つめの性欲中枢は性的な衝動を起こし、2つめは性的快感を受けとめる役割を担っています。この1つめの性欲中枢は「性的二型核」と呼ばれ、男性のほうが女性より2倍以上もあるのです。ですから男性のほうが女性より性的欲求が強く能動的であるわけです。

これは人間に限らず動物の世界でも同じことが言え、オスのほうがメスに対して交尾を仕かけていくのは生理的に自然なことでもあるわけです。そうしなければ子孫は繁栄せず絶えてしまいます。従って、性的欲望が強い男をとりわけ助平（すけべ）だと思ってはいけません。

それは極めて健康的な男としての自然の発露であり衝動でもあるのです。ただ人間ですからその過程において抑制ホルモン（理性のホルモン）を強く働かせ、コントロールしながら、肝心なときに放出ホルモン（感情のホルモン）を上手に活かさなければ猿や犬と何ら変わらなくなってしまいます。動物と人間の違いはそこに理性があるかないかの違いでもあるわけです。

⚥ 4．女のほうが脳を効率よく使っている

男性の脳にくらべて女性のほうが一〇〇グラムから一五〇グラムほど軽いと言いますが、男女のＩＱテストの平均値にそれほど差がないといいますから、そうゆう意味では女性のほうが男性のそれより脳を効率よく使っているということになります。

例えば、男性が好きなサッカーや野球を観ている時、奥さん（または彼女）が何かを話しかけても「上の空」で聞いていて、後でそのことを男性に言いますと「そんなこと聞いていない」とか、「そんなこと言ったかな？」などと言うケースがよくあります。その点、女性はテレビを観ながら電話をしたり、料理をしたり、同時に２つも３つもこなせる特技（脳）をもっています。つまり、女性のほうが脳を効率よく使っていることになります。男性は１つのことに夢中になると他のことは耳に入りずらい傾向が強いのは、このためでしょうか。

小学生や中学生においては圧倒的に女子生徒のほうが成績が上位です。どちらかといいますと男子生徒のほうは授業中にゲーム遊びや他のことを考えていたりして機能的に集中力に欠けているようです。家に帰っても男子生徒はすぐに遊びに出かけるかゲーム機で遊ぼうとしますが、女子生徒のほうは、まず先に宿題をしてから遊びます。

受験を控えた高校生ぐらいになりますと男子生徒も多少集中力が出てきますが、それでも一部の生徒はときどき好きな女子生徒のことを考えたりして機能的集中力に少々欠けているようです。これは青春期の男の子にとっては性的な放出ホルモンの分泌が最も盛んになる頃で、理性的な抑制ホルモンの働きを上回ってしまうからです。女性の脳が効率よく働くということは、脳への血流が男性より多くなるということでもあります。

5. 恋をしている人の脳は若々しくて綺麗だ!

恋をすれば女性ホルモンの分泌が活発になり、肌もみずみずしく、つややかになる——ことは誰でも知っていることでしょう。

これは恋をすることによって脳内に快感ホルモンというドーパミンやベータ・エンドル

フィンという快感物質が多く分泌されるからです。恋をすることは若い人だけの特権だと思ったら大間違いです。いくつになっても恋はできるし、恋をすれば脳はさらに活性化して、活き活きとしてきます。恋は直接的に愛し合うことがなくても、一方通行の片思いだけでも脳の活性化に大変役立ちます。素敵な異性やセクシーな異性を見ても何のときめきも、感情も湧かなかったとしたら、それこそ人生そのものが暗くなり、生甲斐すら失われてしまいます。すでに結婚をしているから恋ができないわけではありません。恋はいつでも、どこでも、誰に対しても心の中で思うだけですから、誰にも迷惑をかけるわけではありませんし、何の罪になるわけではありません。

仮に結婚をしていたとしても社会人として、人間として道義的に反することをするわけでもなく、自分の心の中だけに、そっとしまって、1人で楽しむだけでも良いのです。もちろん『双方にとって最愛の結婚相手』と生涯にわたり、様々なライフステージごとに恋をし続けられたら、それ以上に幸せで健康なカップルはあり得ないでしょう。

異性に対する関心は脳の前頭連合野がこれを感知して、この歓びを食欲や性欲を大脳辺縁系とホルモンの分泌を司っている視床下部に伝えます。すると体調もよくなり、顔色もなまめかしくなり、肌もつややかになってきます。これはプロラクチンというホルモンが皮膚の新陳代謝を促進し、エストロゲンというホルモンが肌を上気させるからです。

6．快感をもたらす〝脳内ホルモン〟

脳に快感をもたらす代表的なホルモンとしてはβ-エンドルフィンやドーパミンがあります。これはコカインのような麻薬やアンフェタミンのような薬剤に優るとも劣らない脳内ホルモンで脳に快感、快楽を与えてくれます。しかし、麻薬や薬剤には大きな副作用や習慣性があり、人間の脳を破壊する厄介なものです。同じ快感や快楽を得ようとするならば、脳や体に良いドーパミンホルモンが分泌するような食事やサプリメントを摂るべきです。

また、もう1つの快感ホルモンにセロトニンというのがありますが、これはアミノ酸のトリプトファンから生成されるものですから、これら善玉ホルモンの分泌を促すためには日常的に大豆食品や卵、バナナなどを摂ることをお勧めします。サプリメントなら低分子のリゾレシチンやトリプトファン、DHEA、ビタミンのB群などがお勧めです。ただし、一時的にドーパミンが分泌される甘い茶菓子やジュース類、アルコールやタバコは後々脳や体を不幸にしますので控えめにしてほしいものです。

⚥ 7．「やる気」を起こす「脳内ホルモン」

人生、セックスも仕事もすべてにおいて、「やる気」がなくなったら終わりです。重度の糖尿病や肝臓障害に冒されると、見事に何もかもやる気がなくなります。それこそ生きる気力すらなくなりますから怖いです。ところが肉体的な病気でもないのに、何もやる気がなくなってしまうのは、精神的な脳神経系統に障害があるからです。

これを治すのは、それほど難しいことではありません。脳内に分泌されるホルモンは、ドーパミンをはじめ、20数種類もあります。あの「脳内革命」の著書で知られるβ‐エンドルフィンは、ドーパミンの分泌を促進したり、その働きを強化してくれます。β‐エンドルフィンによって得られる快感作用や鎮痛作用は、麻薬のモルヒネと同じです。

また、「怒りのホルモン」とか「攻撃ホルモン」と呼ばれているアドレナリンは、交感神経の神経伝達物質を興奮させ、ノルアドレナリンは「恐怖のホルモン」とか「逃避ホルモン」とも呼ばれ、恐怖心を抱いたり、驚いた時に多量に分泌されるものです。

さて、「やる気ホルモン」とは、TRHといい、正式には「サイロトロピン放出ホルモン」といい、このホルモンは脳の視床下部でつくられ、脳下垂体に働きかけて分泌します。

そして、このサイロトロピンが甲状腺を刺激して、サイロキシンというホルモンを分泌します。つまりこれが「やる気ホルモン」です。これは性欲においても全く同じで、神経細胞には快感中枢と呼ばれる「A10神経」というのがあります。これには神経伝達物質のドーパミン系が作用するわけですが、これが、仕事の「やる気」や「生きがい」「性欲」をもたらしてくれるのです。つまり「A10神経」によって、昼は仕事に「やる気」(やる気ホルモン)を、夜は「性欲」(やる気ホルモン)の情報を伝達してくれる、切り替え式のスイッチがあると考えたらよいわけです。

『性欲』が衰えることは仕事の『やる気』も衰えることであり、老化を促進し、ボケを誘発することになります。

この「やる気ホルモン=TRH」はドーパミンやアドレナリンと深い関係にあり、早い話が副交感神経の神経伝達物質であるアセチルコリンを摂取するとドーパミンが増し、ノルアドレナリンやアドレナリンのスタンドプレイを抑制し、バランスのとれた精神作用をもたらしてくれるのです。

つまり、平常心や理性を失わず、一方で意欲をかき立てるTRHホルモンの分泌が可能となり、ポジティブでしかも健全な脳細胞を作ってくれます。

仮に物事に失敗しても、この健全な脳細胞は、すでに「失敗」を織り込んでいますので、それを巻き返したり、次の目標を立て直し、出直しすることに脳は快感すら覚えるのです。

つまり、失敗を恐れず、また、失敗に挫折せず、新たに意欲をかき立ててくれるのです。

ところで、「**タラタラ退治の、デモ行進**」という言葉をご存知でしょうか。これは「もし、～だっ**たら**こうなるのに」という言葉は退治して（やめて）、「たとえ～**でも**～やりぬく」という意味です。よく、「もし、私がお金持ちの家に生まれてい**たら・・・**」とか、「もし、私がもっと美しく生まれてい**たら・・・**」とか、どう転んでも不可能なこと、できもしないことを「仮に～であったら」と思うこと、考えること自体、全く意味のないことで、そこからは何一つプラスになるものは生まれてきません。

ですから、そういう弱音は一切返上して、仮にどんな悪い状況**でも**、プラス志向で前に進まなければなりません。今さらそんなことを考えたところで、どうにかなることではありません。常に前向きの姿勢をとるようにしていないと、物事は成功しない、ということの教訓でもあります。つまり、いつも現状に不平不満を持っている人、グチばかりいう人は、脳細胞の働きが鈍るということでもあります。

他人の批判ばかりいう人、何でもかんでも責任を転嫁したがる人、大した努力もしていないのにすぐあきらめてしまう人は、脳神経細胞の働きがその時点で停止してしまいます。つまり、自分にとって不都合な壁にぶち当たったときは、ただちにその原因を究明し、次の解決策を求め、道を切り拓く脳作業を開始しないと、脳はたちまち梗塞状態に陥ってしまいます。

脳細胞というのは緊急事態や非常事態に遭遇したときこそフル回転させて、あらゆる方策を講じるのです。もちろん、ストレスも大変なものですが、これを打開したとき、脳は素晴らしい「快感」を体得し、「快脳」「賢脳」として記憶の痕跡を残します。

そうすると、次に再び大きな壁にぶち当たったとき、以前の記憶の痕跡が蘇り、前のときより自信に満ちて、問題の解決に当たることができるようになるのです。

心が萎えると、神経細胞も一緒に萎縮してしまいます。苦境に立たされた時、神経細胞を萎縮させず、これを乗り越える勇気と自信は、神経細胞（ニューロン）と神経細胞を連結するシナプスと、情報を伝達する神経線維の状態にもよります。

いい意味での図々しさ、度胸、居直りがないと、「夜逃げ」や「自殺」をも招きかねません。

副交感神経の神経伝達物質である、アセチルコリン（レシチン）を常日頃から摂っていると、シナプスの数が増え神経線維が太くたくましくなります。よく、「あの人は神経が細い」なんていいますが、そのような人は確かに神経線維が細く神経質で、イライラしたり、怒りっぽくなったり、ヒステリックになってしまう傾向が見られます。

このような方が、難問題にぶつかったり、非常事態や緊急事態に直面すると、シナプスの数が少ないため、情報が錯綜してパニック状態に陥ります。こんなとき、冷静沈着に、時には図々しく、物事を処理する神経が欲しいものです。

⚥ 8. 男は左脳、女は左右同等に使う

大脳は右脳と左脳に分かれていますが、その右脳と左脳の橋渡しになっているのを「脳梁」（のうりょう）といいます。この右脳と左脳を連結しているのは約2億本もの神経線維がお互いに連絡をとり合っているのです。この脳梁の断面積は女性のほうが男性より20％ほど広いといいます。脳梁の小さい男性は右脳を極端に働かせてしまうため、物事に対して単刀直入な表現をしたり、イエスかノーかの答を即期待してしまいます。その点、

女性は脳梁が大きいので大脳に入ってきた情報を脳梁の中で希釈して考えますので多少曖昧になったり、時にはきついことを言われても男性ほどのダメージは受けません。つまり女性のほうが左右の脳の間の情報伝達が男性よりスムーズになるのではないかと言われています。

また女性が男性より流暢に言葉を話すのもそのせいであり、男性の言語中枢が左脳に集中しているのに対し、女性のそれは右脳にも分散して左右両方を使いわけていますので、「女は姦しい！」なんて言われてしまうこともあるわけです。部屋の中のものの配置が変わっていたりするとすぐ気づくのは女性で、男性は言われないと気づかないことが多いようです。例えば、女性が髪形を変えたり、化粧や服装がいつもと違っていても、ほとんど気づかないため、「あなたってどうしてそんなに鈍感なの？」とつい言ってしまうこともあります。つまりふだんの生活の中でも女性は細かいことによく気がつくが、これは視覚的認知能力が男性より優れているためでもあります。

⚥ 9．男の脳は未練がましく、女は過去を引きずらない

男女の関係においてよくあることですが、何かトラブルがあって別れようとしたとき、あるいは別れたあと、相手に対して未練を残すのは男の側で、女の場合はほとんどの人が過去を引きずることもなく、頭を切り変えてしまうことが多いようです。離婚した場合でも、まったく同じことが言えます。

極端なケースでは夫を病気や事故で亡くした場合でも、もちろん個人差はありますが、ある程度時間が経つと意外にサッパリしているのは女性の側であって、男性の側は、なかなか立ち直れないケースが多いようです。これは女の方が冷酷な動物であるというより、女性の脳の脳梁の部分が大きいので、そこに起きた事態を希釈してしまうからではないかと考えられます。

一般的には男のほうがサッパリしていてドライに見えますが、実際は女のほうがドライで男は子どもの頃から「男でしょ！泣かないの！」と言われて育ち、「俺は男だから――」と言って我慢をしているケースが多いようですが、実際は女のほうが男性的で男のほうが女性的であるわけです。「繊細」という言葉を女性に対してよく使いますが、実際には「繊細性」は男性のほうが多くあるのです。男性は態度や言葉にこそ出しませんが、本当は女性より優しく思いやりがあり繊細なのです。

たとえば、寒い季節にカップルが山に登って遭難したとき、男性は飢えと寒さで女性より先に死亡するケースが多いのはなぜでしょうか？　男性は女性をいたわり、寒さから身を守るために自分の着ているものを脱いで女性にかけて上げ、自分は震えながら先に凍死してしまうケースがありますが、男性より皮下脂肪の多い女性は、寒さにも強く、その上、この皮下脂肪が体の必要な部分に栄養の補給としても大変役立ってくれたのです。一般的に女性が男性より長生きができるのも、この皮下脂肪と女性ホルモンのお陰かもしれません。

⚥10．愛される脳のつくり方　～恋も仕事もうまくいく～

『愛される脳』って何だろう？　一口で言えば「脳が健康であること」に尽きるのではないかと思います。とくに大きな不安もなく脳が健康であるということは、物事を常識的に考えて行動することができることでもあると思います。しかし、常識的に行動しようと思っても脳が疲れていたり病んでいますと、それすらもできなくなります。自分の意識の中では常識的で正しいことだと思っていても、これに行動が伴わないことがしばしばあります。

例えば禁煙場所で平然とタバコを吸ったり、歩きタバコをしたり、ポイッと捨てたり、所かまわずツバを吐いたり、並んでいる列に割り込んだり、公衆の面前で化粧をしたり、路上で座り込んだり、酔っ払って吐いたり、寝てしまったり、いろいろな人を見かけます。これは脳が病んでいるからやってしまうことで、もし健康な脳の持ち主なら、決してそんなことは致しません。

人間の行動は大脳が考え、判断してこの情報を受け取った小脳が行動を起こします。良いことも悪いことも全て大脳が命令を出して行動しているのです。

私たちがしばしば病気になるのも、脳から臓器や器官に誤った情報を伝えている場合が多いのです。心も体も健康で幸せを感じるためには、常に脳を健康な状態に維持しておかなければなりません。

そのために私たちができることを一緒に考えてみようではありませんか。

女性が電車内や人前でお化粧をするというのは、ヨーロッパでは、「私、綺麗になったでしょ！もし良ければお付き合いして上げるわよ！」という意味があるようです。

お化粧をする時間がなかったとは言え、避けるべき行為ではないでしょうか。

これでは決して愛される脳は生まれてきません。

「愛される脳」と言うけれど、脳と心はどう違うのでしょうか。実は脳と心は同じなんです。「心が痛む」と言って思わず胸に手を当てる方がおりますが胸には血液のポンプである心臓があるだけで、「心」はありません。つまり心は脳の中にあり、脳そのものでもあるのです。でも心が痛むと心臓がドキドキしたりしますが、これは脳から派生している自律神経（交感神経）が緊張して、アドレナリンやドーパミンホルモンを多目に分泌するために心臓がドキドキするので、思わず胸に手を当てたりするのです。

では「愛される脳」とはどんな脳の状態を言うのでしょうか。簡単に言いますと他人から好かれる性格の人の脳のことです。

異性からはもちろん、同性からも、親や兄弟（姉妹）からも夫婦の間でも、多くの皆さんから好かれ、愛されることを意味します。しかし、それは決して八方美人のようになれというのではなく、ごく自然に周囲の人から多くの人から好かれ、愛され、尊敬されることを意味します。そうなるために、私たちはどうしたら良いのでしょうか。これは決して難しいことではなく、誰でも出来ることなのです。もともと性格というものは、Ｄ４ＤＲという遺伝子で出来ておりますのでそう簡単に変えられるものではないでしょう。

しかし、それが実は簡単に出来るのです。もともと日本人はどちらかといいますと、性格的には大変穏やかな国民性です。例えば海外に住んでいたことのある方なら特に分かりやすいと思いますが、現地人とほとんどトラブルらしいことを起こすことはありません。自分の居住地、あるいは仕事場の近くで争いごとがあると、日本人はその地区からトラブルの少ない静かな環境に立ち退いてしまいます。他の国の人たちは、そこで頑張るか不法者たちを追い出すまで彼らと戦います。

それが良いとか悪いとかではなく、それが日本人なのです。阪神大震災や東日本大震災に遭い衣・食・住に家族を失いながらも日本人は、どれほど冷静沈着に行動したでしょうか。これは世界中の人々が日本人の倫理感や行動に驚き、また賞賛されました。

その国民性はどこからきたものなのでしょうか。実はそれは日本の伝統的な食文化にあると考えられるのです。菜食を中心に魚類や穀類を食する和食にあったのです。他の国における国民性もその国の食文化が、その国の国民性を培い、政治や経済にまで影響を及ぼします。つまり日本人はそれだけ世界の人々から信頼され、愛される脳（心）が培われているのです。

しかし、最近の若い人たちの食生活は欧米型の食事やジャンクフード（スナックやインスタントもの）を常食するようになってしまった上に、添加物や保存料まみれのコンビニ食などで、近い将来は「愛されない脳」になってしまうかもしれません。

11・性格美人になる方法

最近の若い女性はスタイルも良く、ファッションセンスもあり実に綺麗です。しかし、外面的な美しさと同じように内面的にも美しく綺麗かといいますと、必ずしもそうではないようです。

男性の多くは美しく見える女性に一旦眼を惹かれますが、おつき合いをしているうちに気持ちが離れてしまうケースも多いようです。これは内面的な美しさに欠けていることに起因するようで、折角外面的に美しく産まれてきたのですから、心も綺麗な性格美人であって欲しいものです。

性格的に美人か不美人かは脳内ホルモンの分泌とバランスで決まります。ホルモンには同じホルモンでも放出ホルモンと抑制ホルモンの二つがあります。放出ホルモンだけが抑制ホルモンより強く働きますと我慢が出来ずに行動を起こしてしまいます。反対に抑制ホルモンが強く働きますと我慢ができるようになります。また放出ホルモンの働きが強く作用しすぎると周囲の困惑や眼を気にすることもなく、やりたいことをやってしまいます。

一方、抑制ホルモンが強く作用しますと、他人の眼を気にしますので、忍耐力があり鎮静的で常識的になります。他人の嫌がることは決してしません。たとえば禁煙場所や子供たちのいる側で平然とタバコを吸ったり、整然と並んでいる列に割り込んだり、公衆の面前で化粧をしたりはしません。

かつて、手鏡をもって女性のスカートの中を覗いて何回も逮捕された大変有名な元大学教授がおりましたが、これなどは放出ホルモンばかりが優先して抑制ホルモンが全く働かなかった典型的な例と言えるのかもしれません。

例えば、小学校の高学年から中学生になっても夜尿症で悩んでいるお子さんがおります。学校での成績は決して悪くないのに、どうして「おねしょ」が治らないのでしょうか。これは成長期になっても利尿に伴う抑制ホルモンが適宜働いてくれないからです。子どもは成長するに従い抑制ホルモンが強く作用し、そのとき覚醒を促すので「おねしょ」が防げるようになります。

しかし、大人になっても高齢化すると、子どもと同じように「おむつ」が必要になる場合があります。これは老化するにしたがってさまざまな機能が低下し、利尿に伴う抑制ホルモンのコントロール機能が低下するからです。子どもの「よだれ」も同じことが言えます。唾液ホルモンにおける放出と抑制のコントロールができないからです。とくに成長期には、さまざまなホルモンが分泌し放出されます。しかし、抑制ホルモンがうまく働かないと思いもかけない行動をすることがあります。人間の行動は、ホルモンによって大きく左右されます。放出ホルモンと抑制ホルモンのバランスはある程度、歳をとるにつれコントロールができるようになるものです。

ここまで人生や夫婦生活における「セックス」の意味について、脳とセックス、神経伝達物質やホルモンのバランスについて述べさせていただきました。

最も大切なことは、**「男は男らしく」、「女は女らしく」**生涯にわたり、健全な食生活やライフスタイルを維持する中で互いを思いやり、日々愛をかわす間柄での「幸福脳」を育むセックスライフを満喫して、生涯現役をより多くの中高年の方々に目指していただきたいと思います。

第6章　男と女の　―　あ・ら・か・る・と

【引用・参考文献】

・中高年夫婦の「不道徳健康読本」 神津健一(ケンズナショナル出版)
・脳の使い方・脳のふしぎ探検隊 (永岡書店)
・性は生なり 大島清(講談社文庫)
・早く老ける人、老けない人 米井喜一(PHP)
・セックスレス・したくない妻できない夫 安宅佐知子(主婦の友社)
・「男脳」「女脳」をこう生かそう 大島清(成美文庫)
・目からウロコの脳の話・サイエンス探検隊 (ワニ文庫)
・こころと脳の革命 松澤大樹(徳田書店)

著者　清水三嘉（しみず・みか）

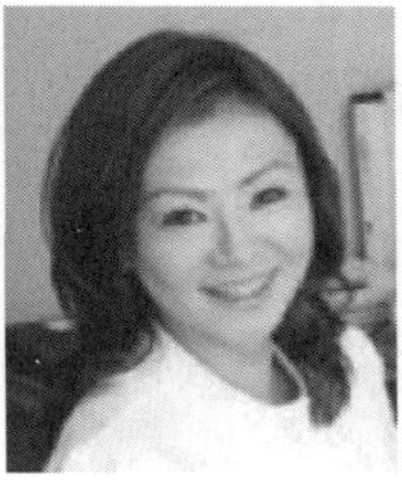

清水　三嘉（しみず　みか）

2000 年 東京女子医科大学医学部卒業。（ＮＰＯ法人）予防医学･代替医療振興協会学術理事。（財）ＪＮＡ学術委員。2003 年、京都洛和会音羽医院　総合診療科へ。プライマリケア～救急医療、皮膚科、東洋医学に至る幅広い臨床経験を積む。2008 年オザキクリニック入職後、内科・皮膚科一般診療と共にオプティマルヘルスを前提としたアンチエイジングを提唱し、美容外科・美容皮膚科診療に従事。2013 年、池袋ガーデンクリニック院長、現在に至る。

監修者　神津健一（こうづ・けんいち）

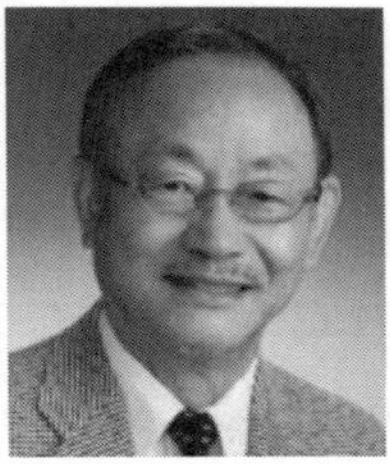

神津　健一（こうづ　けんいち）

１９４０年、長野県に生まれる。早稲田大学を経てＡＰＩＵ大学院博士課程修了。医学博士。医療法人社団・一友会（ナチュラルクリニック代々木）会長。〈NPO 法人〉予防医学・代替医療振興協会理事長。〈NPO 法人〉認知症支援連絡協議会理事。日本医学交流協会理事。

著書に『驚異の頭脳食品・レシチン』（毎日新聞社）『心の病を癒す脳内食品』（トレランス出版）『医者が心の病に無力なワケ』（三五館）『４Ｑ学入門』（冬青社）『食べるだけでＩＱ･ＥＱが高まる』（ダイセイコー出版）『脳内汚染・心の病を治す栄養療法』（長崎出版）『認知症の予防と改善』（ぶんぶん書房）他多数。

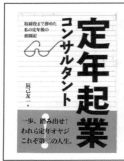

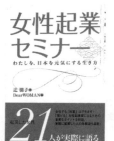

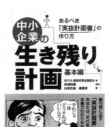

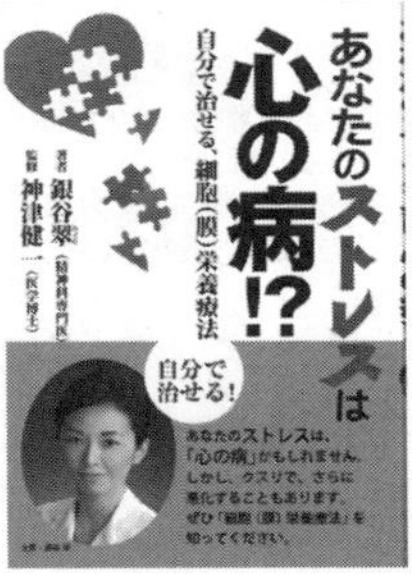

あなたのストレスは心の病!?

銀谷翠・著、神津健一・監修

定価　1200円＋税

ストレスだと思っていたら、じつは心が病んでいるかも…。やたら薬に頼るのはやめるべき、と著者の美人女医がはっきり主張します。

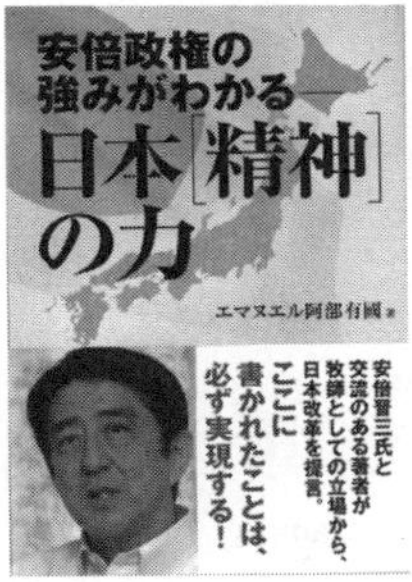

安倍政権の強みがわかる—日本［精神］の力

エマヌエル阿部有國・著

定価　1200円＋税

安倍首相と交流のある著者が、安倍政権は将来この方向に進んでいく、と政治思想を斟酌して予告。鋭い持論もまじえて解説します。

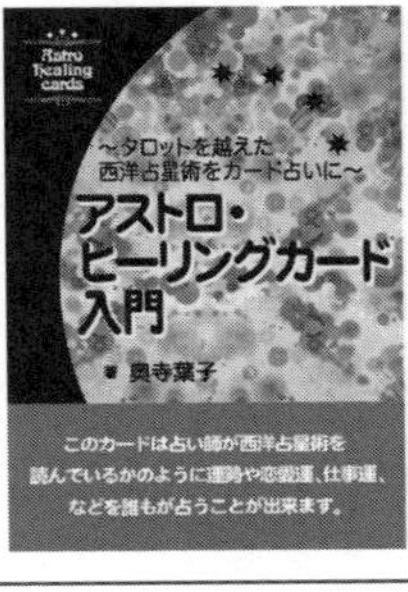

アストロ・ヒーリングカード入門

奥寺葉子・著

定価　2500円＋税

著者が独自に西洋占星術をカード化した、画期的な占いツールです。タロットカードよりも運勢がピタリとわかります。

日本ソノラマについて

本書を発行した日本ソノラマは、優れた識見や主張を持つ著者、起業家や新ジャンルに挑戦する経営者、中小企業を支える士業の先生を応援するために、幅ひろい出版活動を行っています。

代表 須田早は、あらゆる出版に関する職務（編集・営業・広告・総務・財務・印刷管理・経営・ライター・フリー編集者・カメラマン・プロデューサーなど）を経験してきました。

また90年代にはマルチジャンルの出版をめざした会社を設立し、わずか５年間で40倍の売上高を達成､「サルにもわかる」シリーズ等、400点以上の書籍、100点以上の雑誌を発行しました。

「自分の思いを本にしたい」という人のために、自費出版ではなく新しい協力出版の方式を提唱。同じ原稿でも、クオリティを高く練り上げるのが、出版社の役割だと思っています。

出版について知りたい事、わからない事がありましたら、お気軽にメールをお寄せください。

pro@sonorama.jp　　日本ソノラマ 編集部一同

女医がすすめる
生涯現役の『快楽』（新装版）

令和元年（2019）５月18日 第１刷発行

著　者　清水 三嘉
監　修　神津 健一
発行人　須田　早
発　行　令和出版 株式会社（日本ソノラマから商号変更）

〒104-0001　東京都中央区銀座7-13-6 サガミビル２階
経営サポート部／東京都港区赤坂８丁目
TEL　03-3746-1600　FAX 03-3746-1588
日本ソノラマホームページ　http://www.sonorama.jp
メール：pro@sonorama.jp

発　売　株式会社 星雲社
〒112-0005　東京都文京区水道1-3-30
TEL 03-3868-3275（ご注文用）　FAX 03-3868-6588

カバーイラスト、本文イラスト／水野ともこ
本文デザイン／新井道浩
編集協力／近藤里実、安田京右
表紙カバーの制作者および版権は、カバーまたは帯に表記してあります。
印刷／㈱NHIコーポレーション、㈱プラスコミュニケーション